CONTRIBUTION

A

L'HISTOIRE MÉDICALE

DE

L'ARMÉE D'ORIENT.

Metz. — Typ. J. VERRONNAIS.

CONTRIBUTION

A

L'HISTOIRE MÉDICALE

DE L'ARMÉE D'ORIENT,

Par

M. Eugène GRELLOIS,

D. M. P.

Médecin-major de 1re classe, Chef de l'hôpital militaire de Thionville

Officier des ordres impériaux de la Légion-d'Honneur et du Médjidié de Turquie,

Membre-Fondateur de la Société impériale de médecine de Constantinople,

Ex-Membre de plusieurs Académies et Sociétés savantes.

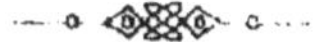

(Extrait des Travaux de la Société des Sciences médicales de la Moselle : 1856.)

METZ,

Imprimerie, Librairie et Lithographie de Jules VERRONNAIS

rue des Jardins, 14.

1857.

CONTRIBUTION

À

L'HISTOIRE MÉDICALE

DE L'ARMÉE D'ORIENT,

PAR M. LE DOCTEUR EUGÈNE GRELLOIS.

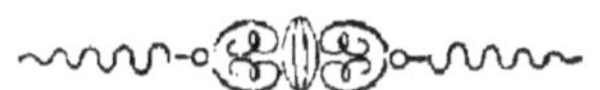

NOTE PRÉLIMINAIRE.

Le travail, que nous livrons à la Société des Sciences médicales, est le résultat de notes journalières prises au lit du malade, sans intention scientifique, et sans autre but que celui de rendre compte à nos chefs et à nous-mêmes des circonstances les plus importantes du service qui nous était confié. Qu'on ne s'attende donc pas à voir, dans les pages suivantes, la suite de longues recherches, de savantes et minutieuses investigations. C'est de l'observation terre à terre, ce sont nos impressions de tous les jours rassemblées à la hâte, et ces fragments n'ont qu'un mérite, — mais ils l'ont, — c'est celui d'être vrais et d'exprimer toujours, avant que le temps ait pu en altérer le souvenir, ce que nous avons vu, ce que nous avons fait, dans ces circonstances périlleuses où tant des nôtres ont succombé à la peine, où tant d'autres n'ont pu soutenir le poids de leur mission qu'à force d'abnégation et d'énergie.

Il ne saurait donc entrer dans le plan de ce travail de suivre minutieusement chacune des maladies que nous avons pu observer, dans ses différents modes d'expression, dans toutes ses phases, d'en faire un historique complet. Nous ne prétendons, ainsi que l'indique le titre que nous avons adopté, qu'apporter une faible contribution à l'histoire médicale de l'armée d'Orient, résultat d'un séjour continu de 26 mois au milieu des fléaux engendrés par la guerre.

Que chacun de nous donne ainsi le résumé de ses observations sur le terrain où le sort l'a jeté; tel est le seul moyen de rassembler les matériaux nécessaires à l'érection de ce monument scientifique qui est entre les mains de tous, mais qu'un seul ne saurait construire, quels que fussent ses talents ou son génie, — une histoire qui sera tout à la fois le souvenir d'un passé glorieux pour la médecine militaire, et un grand enseignement pour la génération qui est appelée à nous succéder.

Les types de maladies évacuées de l'armée de Crimée sur les hôpitaux de Constantinople, ont peu varié pendant toute la durée de la campagne. Ce sont toujours, en première ligne, des *flux intestinaux*, muqueux, bilieux ou sanguinolents, presque constamment chroniques; ces affections ont régné sans intermittence, sans augmentation, sans diminution numériques appréciables, eu égard au chiffre variable et croissant de l'armée. La diarrhée est, en quelque sorte, la base sur laquelle sont venues s'enter les autres affections internes, qui toutes en dérivent ou s'y rattachent.

Sur un second plan nous trouvons le *scorbut*, qui n'a fait

invasion dans l'armée qu'après plusieurs mois de campagne, des privations et des fatigues sans nombre ; il a subi diverses phases d'accroissement, de déclin, de recrudescence, avec prédominance alternative de certains symptômes caractéristiques.

Puis vient le groupe des affections *typhoïdes* ou *typhiques*, qui ont largement sévi à divers intervalles, tantôt nulles, tantôt sporadiques, tantôt épidémiques, non moins variables dans leur appareil symptomatique que dans leur intensité, laissant à leur suite un intestin sain ou les lésions connues de la fièvre typhoïde. Quelques médecins, ne considérant que la généralité des symptômes, ont conservé à toutes les formes de ce groupe le nom, de fièvre typhoïde, identifiant ainsi cette maladie des armées avec les épidémies analogues observées en France ou en Algérie ; pour d'autres, se basant sur quelques détails de symptômes, sur la marche de la maladie, sur la nature et le siége des lésions anatomiques, ce groupe comprend trois entités morbides qu'ils désignent sous les noms d'*état typhoïde* ou *typhique*, de *fièvre typhoïde* proprement dite, et de *typhus*.

Enfin, planant au-dessus de tous ces éléments pathologiques, le *choléra*, importé par l'armée peu après sa descente en Orient, débutant avec violence, puis descendant bientôt du rang de grande épidémie pour ne plus causer que quelques ravages partiels, ou venir, comme complication, exercer sa funeste influence sur les dernières périodes des affections intercurrentes.

Nous trouvons donc notre armée soumise, deux ans durant, à l'action de quatre grandes manifestations pathologiques qui agissent, soit successivement, soit par complication réciproque, et résument à elles seules presque toute la mortalité, — si l'on en excepte les causes traumatiques. Ce sont, je le répète, les flux intestinaux, les affections typhoïdes, le scorbut, le choléra.

Mais à l'armée d'Orient, plus que partout ailleurs, nous avons pu reconnaitre le sens profond de cette proposition : il n'y a pas de maladies, il n'y a que des états pathologiques. En effet, la division que nous venons d'établir n'est vraie qu'à la condition de synthétiser immédiatement ces éléments morbides épars, que nous rencontrons rarement isolés, mais toujours combinés sous les aspects les plus variés, de telle sorte qu'un malade étant donné, il est parfois bien difficile, sinon impossible, d'assigner un nom à l'ensemble de symptômes qui constituent son état pathologique ; c'est un mélange confus de scorbut, de diarrhée, de typhus, de choléra ; c'est une réunion indéterminable de lambeaux pris à chacune de ces maladies déterminées. Le symptôme dominant, s'il en est, impose alors son nom à l'ensemble.

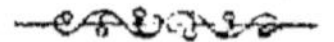

RAPPORT STATISTIQUE ET MÉDICAL

SUR

L'ÉPIDÉMIE DE CHOLÉRA

qui a sévi

SUR LA GARNISON FRANÇAISE DE GALLIPOLI,

Pendant les mois de Juillet et Août 1854.

Conditions antérieures à l'épidémie.

Constitution atmosphérique. — Pendant les douze jours qui précèdent l'invasion réelle de l'épidémie, du 25 juin * au 7 juillet, le baromètre se maintient à une hauteur moyenne (prise à midi) de 758^{mm},8, hauteur qui paraît peu s'éloigner de la moyenne générale à Gallipoli; sa plus grande élévation est de 761^{mm},2, sa moindre de 753^{mm},5. — L'échelle des oscillations de la pesanteur atmosphérique est donc représentée par 7^{mm},7. Durant cette période, les variations diurnes sont généralement peu étendues; le maximum d'amplitude correspond à 3^{mm},5, le 30 juin (ce jour est marqué par un cas de choléra sporadique dont nous parlerons plus bas). C'est du 6 au 7, jour de l'invasion de l'épidémie, que le baromètre subit sa plus grande oscillation : en 13 heures il monte de 755^{mm},2 à 760^{mm},6, valeur égale à + 5^{mm},4.

* Date à laquelle j'ai commencé mes observations météorologiques tri-horaires.

Pendant la même période, le *thermomètre* à maximum s'élève à 33°,1 ; le minimum descend à 18°,6 (différence 14°,5). La moyenne est représentée par 22°,5. La plus grande variation diurne s'étend à 13°, le 27. La température s'abaisse depuis le commencement de juillet jusqu'au 7. — Mais nous ne saurions voir aucune relation entre les phénomènes thermiques de l'atmosphère et le développement de l'épidémie qui nous occupe.

Nous avons constaté l'*humidité* à l'aide du psychromètre d'August. Nous trouvons une tension moyenne de la vapeur d'eau de 14^{mm},2 et une humidité relative de 52° (à midi). La valeur de cet élément météorologique est éminemment variable par jour et par heure, mais nous ne saurions saisir aucun rapport entre lui et la constitution médicale. Notons seulement que le chiffre de 52° indique une sécheresse de l'air plus grande qu'on ne l'observe, en moyenne, sous le climat de Paris.

L'état du ciel est généralement beau, et sa sérénité n'est troublée que par de légers cirrus ou de rares cirro-cumulus.

Enfin, pendant les derniers jours de juin, les vents soufflent du nord-est. Ils sont remplacés par ceux du sud-est pendant les trois premiers jours de juillet, pour céder la place, d'une manière durable, à ceux d'est-nord-est.

Ces vents différents, qui ont traversé une partie de la mer de Marmara, ou qui soufflent de la mer Égée, ne paraissent pas différer sensiblement sous le rapport de la quantité d'humidité qu'ils amènent à Gallipoli.

Constitution médicale. — Les diarrhées séreuses sont prédominantes dans la garnison ; les déjections contiennent fréquemment des lombrics. Les médecins des corps observent très-souvent l'ensemble des phénomènes prodromiques du choléra : vomissements, diarrhées, quelques crampes légères et fugitives. Chacun se plaint d'un malaise général, d'une grande fatigue musculaire, surtout pendant la première moitié de la journée; l'appêtit est faible, la langue saburrale.

Les purgatifs salins réussissent: nous employons aussi l'émétique en lavage; mais c'est surtout l'opium qui triomphe de cette disposition spéciale des voies digestives.

Du 25 au 30 il est apporté, à l'hôpital, trois malades appartenant, les deux premiers à la légion étrangère, le troisième au 6e régiment de ligne, en Orient depuis l'occupation. Ils offrent, chacun d'eux, les symptômes suivants : altération de la face, excavation des yeux, affaiblissement de la voix, crampes, refroidissement de toute la surface du corps, mais surtout des extrémités, vomissements et diarrhée séreuse, suppression des urines. Nous avions diagnostiqué *choléra sporadique*, et fait inscrire, sur les cahiers de visite, *gastro-colite?* M. Barberet, médecin aide-major au 1er régiment de la légion étrangère, en envoyant à l'hôpital les deux militaires de son corps, avait également reconnu la nature de la maladie, mais ne l'avait point indiquée sur les billets d'entrée. Après quatre ou cinq jours de traitement, ces trois malades étaient guéris, et sachant que tous les ans, même en France, il se présente, pendant la saison des chaleurs, des cas de choléra sporadique, je n'aurais attaché que peu d'importance à cet épisode de notre constitution médicale, si mon attention n'y avait été reportée quelques jours après, par l'explosion de l'épidémie.

Pendant la période de temps qui nous occupe, les maladies de l'encéphale ne sont représentées que par des céphalalgies résultant de l'insolation, du séjour sous la tente, et parfois, sans doute aussi, de l'état des voies gastriques.

Les affections pulmonaires sont rares et sans gravité ; elles ne comprennent que quelques bronchites.

Toutes ces maladies sont franchement continues. Les affections du système musculaire sont nulles.

État des troupes. — Campement sur un plateau légèrement élevé, dominant la ville, largement balayé par les vents.

Exercices modérés ; peu de corvées.

Alimentation convenable et régulière ; distribution journalière d'une ration supplémentaire de vin ; eau abondante et de bonne qualité.

Toutes les troupes de la garnison sont récemment arrivées de France ; leur état moral est excellent.

Invasion et marche de l'épidémie.

Le 3 juillet, le bateau à vapeur l'*Alexandre* déposait à Gallipoli 548 hommes appartenant au 5e régiment d'infanterie légère. Parti le 26 de Marseille, où de nombreux cas de choléra s'étaient déjà déclarés sur la garnison, l'*Alexandre* avait puisé dans cette ville les germes de l'épidémie, et la maladie s'était déclarée à son bord pendant la traversée. Trois hommes avaient succombé à des symptômes cholériques non douteux ; plusieurs avaient dû être déposés à Malte ; cinq, gravement atteints, avaient été débarqués à l'hôpital militaire du Pyrée, et deux cas enfin, étaient transportés à l'hôpital de Gallipoli. — De ces deux cas, l'un, offert par un soldat, était léger ; et, bien que la nature des symptômes fût caractéristique, ils ne présentaient qu'une faible intensité ; le second, chez un sous-officier, était grave, et l'on avait à redouter une issue funeste. Cependant, peu de jours après leur entrée, ils étaient guéris, l'un après un traitement simple, l'autre grâce à un traitement énergique.

Voilà donc le choléra bien et dûment importé à Gallipoli,

par un bateau à vapeur arrivant d'une localité infectée. Cependant, en présence de la constitution médicale régnante, et dont nous avons esquissé tout à l'heure les principaux traits, en présence de trois cas non douteux de choléra, indépendants de toute importation, est-il bien permis de rejeter sur l'arrivée du steamer l'*Alexandre* toute la responsabilité de l'invasion du fléau, et n'est-on point autorisé à croire que les mesures sanitaires les mieux entendues ne se seraient point opposées à l'explosion du mal, qui trouvait ici les conditions nécessaires à sa manifestation, sans avoir besoin de les puiser au loin? Nous soulevons cette question sans chercher à la résoudre.

M. le médecin Inspecteur Lévy, qui avait débarqué à Gallipoli avec le détachement infecté du 5e léger, avait appelé l'attention de l'autorité militaire sur l'état de santé de cette fraction de corps, et prescrit des mesures dont l'adoption lui semblait d'une rigoureuse nécessité. Ces mesures, empruntées surtout à la circulaire du conseil de santé des armées, furent soigneusement exécutées. Ainsi, sur la demande de ce haut fonctionnaire, le détachement du 5e léger était isolé ; il était alloué à chaque homme une ration supplémentaire de vin, indépendamment de celle accordée à toute la garnison ; on leur donna du café le matin ; on les exempta de toutes corvées.

Du 4 au 6, les troupes semblaient jouir d'un bon état de santé (à l'exception des diarrhées, avec embarras gastrique, qui continuaient à régner), malgré la crainte jetée par le mot de *choléra,* qui s'était bientôt répandu de bouche en bouche.

Mais le 7, dans la nuit, un capitaine du 5e léger est frappé de choléra : il meurt quelques heures après son entrée à l'hôpital. Le 8, un caporal du même régiment est apporté, avec la réunion de tous les symptômes qui constituent un choléra grave. Un sien cousin, soldat au même régiment, vient le voir dans la journée, et reste une demi-heure près de lui. Pendant la nuit il est pris de choléra et vient mourir à l'hôpital, le 9. Cependant, le premier atteint, auquel on a caché cette triste nouvelle, après avoir parcouru toutes les phases de la maladie, finit par se rétablir.

Ces premiers faits indiquent, soit la contagion, soit l'infection; mais d'autres surviennent bientôt, dans lesquels il semble impossible de saisir aucun lien entre l'invasion de la maladie et son origine. Ainsi, dès ce jour, nous voyons de nombreux sujets frappés appartenant à des corps différents, à des compagnies voisines ou éloignées les unes des autres. Beaucoup semblent n'avoir eu aucun contact avec des sujets préalablement atteints.

La marche du fléau est tellement rapide que, né le 7, il atteint presque son apogée le 10, où 57 cholériques, appartenant à différents corps d'infanterie, sont admis à l'hôpital. Dès ce jour, l'épidémie nous enveloppe : tous les corps de la garnison y fournissent successivement leur contingent, l'infanterie d'abord, la cavalerie plus tard ; et sa marche, jusqu'au 24 juillet, n'offrira plus, désormais, qu'une série d'oscillations dans le nombre journalier des entrées et des décès.

Bientôt la population civile est elle-même envahie, malgré son peu de relations avec nous. Les Grecs et les Juifs sont surtout frappés ; les Arméniens et les Turcs le sont moins. Mais les uns et les autres échappent à l'influence par une émigration en masse : en peu de jours la ville est déserte. — Nous ignorons complètement le chiffre de leurs pertes ; l'absence d'état civil ne permet point de le constater.

Trois jours ont donc suffi pour faire arriver l'épidémie de son point de départ à son apogée numérique, qui commence du 10 au 11 et s'étend jusqu'au 23 ; mais ce n'est que du 13 au 14 que la mortalité commence à sévir avec violence, car, seulement alors, les décès se composent, et des hommes qui succombent à la période algide de la maladie, et de ceux qui avaient déjà franchi la période de réaction. Jusqu'au 10, les entrées à l'hôpital se mélangeaient de cholériques et de sujets atteints d'affections intercurrentes ; depuis lors, le règne de l'épidémie devient exclusif, elle constitue la pathologie toute entière.

Jusqu'au 15 environ, cependant, les malades en traitement à l'hôpital, présentaient encore une double physionomie ; les uns cholériques, les autres atteints d'affections diverses ; depuis lors, le choléra envahit tout, et l'on ne trouve plus de différence que dans l'intensité des cas.

Dès la menace d'une invasion, un hôpital particulier * avait été disposé pour recevoir les cholériques ; et tous les cas, soit venus du dehors, soit déclarés à l'intérieur, étaient d'abord scrupuleusement réunis dans l'enceinte qui leur était réservée, et qui pouvait contenir 55 malades, avec toutes les conditions de traitement indiquées par l'instruction du conseil de santé. Mais bientôt l'encombrement survint ; nous fûmes débordés dès le premier jour ; force fut alors de placer les nombreux malades dans les lits que la mort laissait vacants, et de laisser les malades surpris à l'hôpital par l'épidémie, dans le lit qu'ils occupaient auparavant. Salles, cabinets, baraques, tentes, tout était plein.

Nous signalerons, à cette occasion, la confusion extrême qui survint dans la partie administrative du service des malades, qui ne permit plus, souvent, de reconnaître leur identité, et mit obstacle à l'inscription régulière au bureau des entrées et sur

* C'était l'hôpital des blessés, situé dans l'intérieur de la ville, dont les malades avaient été évacués sur le grand hôpital. J'ai vivement regretté de n'être point consulté pour le choix de cet établissement : je l'aurais combattu de tout mon pouvoir. J'ai exprimé cette opinion à M. le médecin chef, aussitôt que j'ai connu la détermination prise.

les cahiers de visite. Ainsi, il arrivait fréquemment qu'un malade, voyant mourir son camarade dans un lit voisin, abandonnait le sien ; un entrant survenait, s'emparait du lit vacant, désertait quelquefois lui-même pour laisser la place à un troisième ; de sorte qu'à l'heure de la visite, on s'adressait à un autre malade qu'à celui qui était régulièrement inscrit, et que deux ou trois venaient, au moment des distributions, au même numéro, réclamer leur part de prescriptions.

Si longtemps que les infirmiers militaires purent suffire à la tâche, les prescriptions médicales furent bien exécutées ; mais la plupart tombèrent : ils furent remplacés par des soldats pris dans les corps, surtout au 1er régiment de la légion étrangère, et les médecins, insuffisants par le nombre, durent cumuler leurs fonctions avec celles d'infirmiers : les prescriptions n'étaient exécutées qu'à cette condition. L'administration désignait, chaque soir, un nombre convenable d'infirmiers de garde, et pas un ne paraissait dans les salles durant toute la nuit. D'affreuses scènes de désordre se passaient près des malades ; — et les prières, les exhortations, les menaces, rien ne pouvait ramener au devoir ces hommes démoralisés ! Je pourrais, cependant, citer plus d'une honorable exception, et plus d'un de ces infirmiers improvisés a bravement succombé à son poste, tandis que d'autres, plus heureux, ont échappé au fléau après avoir montré la plus grande énergie pendant toute sa durée.

Cependant, on reconnut bientôt encore que les locaux, appartenant aux deux hôpitaux, étaient devenus insuffisants, et que l'infection semblait s'y être développée à tel point que tout malade qui y entrait était voué à une mort certaine. Nous sollicitâmes donc, de l'autorité, un local assez vaste pour qu'on pût y évacuer tous nos cholériques du petit hôpital, et qui pût répondre à toutes les éventualités du service ; assez près des camps pour éviter un long trajet aux malades, assez éloigné des centres d'habitation pour ne pas laisser craindre de répandre l'infection dans le voisinage, assez abondamment pourvu d'eau pour suffire à tous les besoins.

L'enclos de Barout-Hané fut choisi par M. le sous-intendant Blanc de Moline et M. le médecin principal Méry, qui était en passage à Gallipoli, et que l'autorité militaire avait consulté.

Ce local, enceint d'un vaste mur, est à moins de 2 kilomètres de la ville, au bord de la mer, à la partie basse du plateau où sont campées les troupes, et renferme plusieurs puits qui contiennent d'excellente eau ; il offrait quelques baraques disponibles, pouvant loger immédiatement 105 malades, d'autres baraques en construction, et l'emplacement pour un nombre considérable de tentes. Le petit hôpital y fut évacué le 19, et de ce jour, tous les nouveaux malades y furent admis. L'hôpital du haut fut bientôt désempli par suite de quelques sorties journalières et de nombreux décès.

Le génie fit marcher ses travaux à grands pas ; de nouvelles baraques nous furent successivement livrées, et cet établissement put contenir plus de 400 malades, partie dans les baraques, partie sous les tentes.

Ces malades ont pu être divisés en catégories depuis que le défaut de place ne nous a plus forcés à vivre au jour le jour, et nous avons eu soin de séparer les cholériques, les non cholériques et les convalescents.

Depuis les premiers jours de l'épidémie, les évacuations sur l'hôpital de Nagara avaient été suspendues. Elles sont recommencées aujourd'hui que nous n'avons plus à craindre d'infecter de nouveau cet établissement.

Cependant, durant la période épidémique que nous venons de traverser, le chiffre de la garnison de Gallipoli était loin d'être identique; et les courriers réguliers, qui arrivent de France six fois par mois, non moins que de nombreux bateaux de transport, apportaient incessamment de nouvelles victimes à l'épidémie, malgré la mission qui avait été confiée à M. Valette et à moi, d'examiner un à un tous les arrivants, et de signaler ceux dont l'état de santé pouvait nous paraitre douteux. — Ainsi, le 10, l'*Égyptus* apportait 496 hommes du 5e léger; et ce détachement, après avoir perdu un certain nombre de malades pendant la traversée, envoyait, à son débarquement, 20 cholériques à l'hôpital de Gallipoli. — Le 11, le *Henri IV* apportait son contingent de 111 dragons et de 201 chasseurs à pied du 1er bataillon. — Le 13, l'*Indus* jetait sur notre plage 900 hommes appartenant à divers corps, et donnait un vigoureux coup de fouet à l'épidémie.

Enfin, le 21, un heureux arrivage était signalé. Le *Sinaï*, porteur de 172 hommes de divers corps, était parti de Marseille avec patente nette, avait été admis en libre pratique à Malte, à Syra et à Smyrne, et n'avait point eu de malade dans sa traversée. Dès lors, l'épidémie semblait donc parfaitement localisée, et paraissait n'avoir plus à craindre de nouvelles importations. C'est de cette époque, en effet, que date la période décroissante de l'épidémie, tant sous le rapport du chiffre des entrées que sous celui du nombre journalier des décès.

Le tableau suivant fera ressortir la marche oscillante du fléau, et l'on y reconnaitra aisément que les arrivages de France sont généralement signalés par une augmentation notable des entrées.

DATES.	ENTRÉES.	DÉCÈS.	DATES.	ENTRÉES.	DÉCÈS.
3 juillet.	2	0	*Report.*	1035	455
7	1	1	27 juillet.	28	29
8	1	2	28	17	26
9	18	1	29	20	25
10	52	5	30	16	29
11	78	5	31	14	30
12	58	5	1er août.	14	16
13	69	12	2	11	25
14	64	16	3	4	7
15	81	21	4	5	20
16	72	25	5	6	12
17	58	29	6	2	7
18	44	30	7	1	6
19	60	44	8	1	9
20	81	41	9	2	8
21	62	24	10	1	7
22	50	40	11	1	6
23	72	50	12	0	8
24	48	31	13	2	3
25	45	37	14	0	3
26	59	36	15	0	4
A report.	1035	455	TOTAUX.	1180	735

OBSERVATIONS.

A ce total de 1180 entrées par suite de choléra, il convient d'ajouter celui des malades traités d'affections diverses et qui ont été atteints par l'épidémie pendant leur séjour à l'hôpital. Ce chiffre s'élève à 210, et a été fourni exclusivement par des hommes entrés à l'hôpital, soit avant, soit pendant les premiers jours de l'invasion, parce que la crainte de l'infection ne permit plus ensuite d'y recevoir aucune maladie étrangère à l'épidémie. Il convient encore d'y joindre les malades atteints du choléra à Nagara, puisqu'ils appartenaient, en résumé, à la garnison de Gallipoli; ainsi que les militaires, officiers ou soldats, qui, pour quelques motifs que ce soit, quoique cholériques, n'ont point été envoyés à l'hôpital et ont été traités sous la tente. Nous trouvons ainsi les chiffres suivants :

Entrés à l'hôpital	1180 cas.	
Frappés à l'hôpital	210	
— à Nagara.	290	(approximatif).
Traités au corps.	240	—
TOTAL des militaires atteints.	1920	

Au chiffre des décès, il faut également ajouter les cholériques morts à Nagara et ceux qui n'ont point été inscrits sur les registres de l'hôpital. Nous trouvons :

Décédés à l'hôpital	735	
— à Nagara.	166 *	
— au corps.	120	(approximatif).
TOTAL des militaires décédés.	1021	

* Ce chiffre, donné d'abord par le médecin-chef de cet établissement a été dépassé depuis; nous pensons qu'il s'élève aujourd'hui à 186.

L'épidémie a donc enlevé 1021 individus à la garnison de Gallipoli, forte en moyenne de *six mille* hommes (non compris le 2e régiment de la légion étrangère, campé à Boulaïr, distance de 12 kilomètres, qui n'a envoyé à l'hôpital que quelques cas isolés) *.

Ajoutons, enfin, que les corps d'infanterie ont, les premiers, cédé à l'influence épidémique ; que la cavalerie a été frappée, d'une manière générale, à une époque plus avancée ; enfin, que des trois corps qui composaient notre effectif de cavalerie, hussards, dragons et cuirassiers, les derniers ont notablement plus souffert que les deux autres.

Le chiffre des officiers, enlevés par le choléra, s'élève à 35, dont 2 généraux, 2 offfciers supérieurs, 6 médecins et 2 pharmaciens.

Symptômes et transformations.

Jusqu'ici nous n'avons considéré notre épidémie qu'au point vue purement statistique : abandonnons maintenant les chiffres et suivons sa marche au point de vue médical, avec ses transformations successives et sa physionomie aux différentes périodes de son développement.

Au début de l'épidémie, les phénomènes caractéristiques sont : les crampes dans les extrémités supérieures, et surtout dans les inférieures ; les contractions douloureuses des pieds et des orteils, des mains et des doigts, qui semblent, après quelques

* Des malades assez nombreux ont succombé à des phénomènes typhoïdes consécutifs au choléra. Nous n'avons dû comprendre, dans nos chiffres de décès, que ceux chez lesquels les accidents typhoïdes ont succédé immédiatement au choléra, mais nous n'y avons pas fait entrer ceux chez lesquels ces phénomènes morbides n'ont paru qu'après un temps plus ou moins long de guérison, au moins apparente, du choléra. — Ces décès doivent faire partie d'un autre relevé statistique.

heures de maladie, comme ratatinés et macérés dans un liquide ; la cyanose est assez prononcée, couvre surtout les membres, et s'étend plus rarement au tronc ; cependant, elle n'atteint jamais un haut degré d'intensité. Toute la surface extérieure est froide, ainsi que l'orifice des muqueuses ; le faciès subit rapidement une altération profonde ; la voix est éteinte. Les vomissements et la diarrhée caractérisent le début de la maladie, et ont même constamment précédé les autres symptômes ; cette diarrhée, riziforme, persiste, le plus souvent, longtemps après la cessation des vomissements ; beaucoup de malades rendent des lombrics en abondance par la bouche et surtout dans les excrétions alvines. Les urines sont complétement abolies et ne se rétablissent que lorsque la réaction est complète. Celle-ci s'opère avec une facilité variable ; mais elle dépasse fréquemment le but, et détermine un état congestionnel dans les organes thoraciques. Les malades accusent alors presque toujours une douleur vague, soit à l'épigastre, soit dans quelques points de la poitrine, avec un étrange sentiment de constriction et de menace d'asphyxie qui leur fait avidement rechercher un air vif. Dans des cas très-rares, seulement, cette congestion réactionnelle porte son action sur le cerveau ; dans ces cas, surtout, les malades poussent de longs et profonds gémissements.

Vers le 20 juillet, c'est-à-dire environ 13 jours après l'invasion de l'épidémie, la physionomie de celle-ci semble se modifier : la maladie débute moins habituellement par des crampes ; chez le plus grand nombre, il y a peu ou point de cyanose ; la réaction est plus facile, et les congestions pulmonaires ou encéphaliques plus intenses. Alors, les caractères propres au choléra s'effacent, le calme parait se rétablir, les vomissements disparaissent, la diarrhée diminue, les urines coulent normalement : on s'attend, en un mot, à une heureure terminaison, lorsque surviennent des phénomènes typhoïdes ; les idées s'obscurcissent ; la langue, les dents et les lèvres s'encroûtent d'une couche fuligineuse ; la diarrhée reparait avec violence, mais les excrétions sont séro-muqueuses et non plus riziformes ; le pouls s'irrégularise et s'atténue, et la mort, plus ou moins rapide, vient enlever un grand nombre de nos malades.

Depuis lors, on peut affirmer que moitié, peut-être, de la mortalité a été le résultat de cet état typhoïde consécutif au choléra *.

Enfin, depuis le 27 ou le 28, les cas de choléra diminuent notablement en nombre et en gravité, et cette redoutable maladie présente, dès lors, un mélange de formes pathologiques qui indiquent le règne moins exclusif de l'épidémie. L'influence automnale semble se faire jour, et une intermittence vague vient se mêler aux symptômes cholériques. — Des *parotides* viennent fréquemment juger les accidents typhoïdes, mais elles déterminent rarement une crise salutaire. De larges plaques d'*urticaire* couvrent les membres d'un grand nombre de malades ou de convalescents. Une diathèse *furonculeuse* se manifeste souvent.

Jusqu'au 13 août, jour de l'apparition des deux derniers cas de choléra, la transformation continue à s'opérer, les atteintes diminuent de jour en jour ; les diarrhées, les fièvres intermittentes et les fièvres typhoïdes prennent, au contraire, un développement marqué. Parfois encore, quelques symptômes cholériques fugitifs viennent les compliquer ; mais, à partir du 15, nous pensons qu'on peut considérer cette cruelle épidémie comme étant arrivée à son terme définitif.

Le fléau, qui nous a plus que décimés, a donc été marqué, depuis son origine, par trois phases dictinctes : phase cholé-

* Voir la note précédente.

rique proprement dite ; phase à physionomie typhoïde ; phase à phénomènes intermittents. Mais ces modifications dans la succession des caractères essentiels de l'épidémie, nous les avons étudiées concurremment avec la marche des phénomènes atmosphériques, et nos observations nous ont permis de saisir encore quelque parallélisme entre la constitution médicale et certaines conditions météorologiques.

Ainsi, la moyenne barométrique s'élève généralement depuis les premiers jours du mois jusqu'au 12, puis éprouve un abaissement subit de 6^{mm} environ. C'est à cette époque que le choléra commence à exercer ses plus grands ravages. Du 18 au 20, les malades accusent presque tous un grand malaise ; les gémissements retentissent dans toutes les salles, plus qu'à toute autre époque de l'épidémie ; plusieurs malades, sur lesquels je fondais grand espoir, sont brusquement enlevés. Pendant ce temps, le baromètre oscillait entre 751^{mm},3 et 759^{mm},5. — Du 22 au 28, l'instrument reste à peu près stationnaire et la marche de l'épidémie éprouve un notable ralentissement. Enfin, de nouvelles oscillations, du 29 au 31, établissent encore une recrudescence manifeste.

L'influence de l'humidité atmosphérique m'a paru moins évidente ; cependant il m'a semblé que les jours de recrudescence étaient ordinairement signalés par une moindre tension de la vapeur d'eau.

La diminution d'intensité de l'épidémie a coïncidé avec un abaissement de la moyenne thermométrique. Y aurait-il là autre chose qu'une simple coïncidence?

Les vents de la zône nord-est ayant presque constamment soufflé, il est fort difficile de se rendre compte de leur influence ; cependant le vent sud-est a régné pendant les 17, 18 et 19, et j'ai déjà signalé le malaise qui a suivi cette période.

Enfin, les journées pendant lesquelles nos *sensations* indiquaient une grande tension électrique, ont été remarquables par l'intensité des atteintes et le nombre des décès ; mais cette force n'a pu être soumise à aucune mesure rigoureuse.

Symptômes précurseurs et prédispositions.

Dans cette grave épidémie, les phénomènes prémonitoires ont eu, généralement, une grande valeur, et je ne connais pas un cas d'invasion d'emblée chez un homme courageux, sobre et jusque-là bien portant. Les sujets affaiblis par des maladies antérieures et surtout par la diarrhée, ont montré les plus funestes prédispositions ; le plus grand nombre des hommes partis de France avec une irritation chronique des portions inférieures du tube digestif, étaient fatalement soumis à l'influence épidémique, et c'est parmi eux qu'elle a choisi le plus de victimes. Nous avons souvent porté un fâcheux pronostic sur ceux qui se laissaient trop vivement entraîner au souvenir de la famille ou du clocher. Les hommes mariés, que préoccupait la pensée de leur femme et de leurs enfants, ont payé un large tribut à la maladie, et la tristesse habituelle de certains individus a été plus d'une fois, pour nous, l'indice d'une prochaine invasion.

La force morale et une grande énergie de volonté nous ont donc paru les conditions les plus favorables pour résister à l'influence cholérique ; et si nous en exceptons quelques hommes qui ont succombé aux exigences impérieuses de leur profession, nous pouvons affirmer que, chez un grand nombre, le choléra a été le résultat de la peur du mal et d'une dépression de la force morale. Les exemples que nous pourrions en citer se pressent en foule sous notre plume.

Les écarts de régime ont entraîné la mort d'un nombre considérable de malheureux. Beaucoup de soldats sont passés, sans transition, de l'ivresse à l'algidité cholérique.

Quoi qu'il en soit de ces prédispositions, la maladie n'a jamais débuté d'emblée; mais, nous le répétons, elle a toujours été précédée de dérangement dans les fonctions digestives: inappétence, vomissements, diarrhée. Ces phénomènes précurseurs ont eu une durée indéterminée; plusieurs jours pour les uns, quelques heures seulement pour les autres.

Thérapeutique.

Nous dirons deux mots seulement des traitements que nous avons mis en usage contre l'épidémie qui vient de nous occuper.

L'*acétate d'ammoniaque* a été constamment administré dans la période algide, à la dose de 10 à 30 grammes, suivant les indications du conseil de santé. — L'action de ce stimulant a toujours été secondée par des *frictions* énergiques faites sur les membres et le long du rachis avec une infusion concentrée de moutarde. Ces frictions nous ont semblé préférables aux *sinapismes* qui, trop souvent oubliés lorsque l'attention ne peut se porter exclusivement sur quelques malades, entraînent à leur suite des suppurations intarissables et mortelles. Nous avons quelquefois appliqué de larges *vésicatoires* ammoniacaux à l'épigastre.

La *térébenthine*, *intùs* et *extrà*, a été employée avec des résultats douteux; la même observation peut s'appliquer à l'*essence de menthe*.

L'*opium*, que nous avons administré sous plusieurs formes et à doses variables, n'a réussi qu'au début de la maladie; il a constamment échoué lorsqu'il était administré quelques heures après l'invasion. Ce médicament nous a donné lieu de répéter une remarque que nous avions faite déjà dans les épidémies de méningite cérébro-spinale : c'est la grande tolérance de l'économie pour cet agent chez les cholériques, où on peut le porter, sans danger, à des doses extrêmement élevées.

Nous avons pu, deux fois, administrer l'extrait de *haschich* *, préconisé dans ces derniers temps ; les deux malades ont succombé sans avoir obtenu de réaction.

Nous avons réchauffé les malades à l'aide de briques dont la température avait été artificiellement élevée. Dans les derniers temps de l'épidémie, il nous a paru plus commode d'employer des tuiles creuses, qui s'adaptaient mieux à la forme des membres. Nous n'avons pu utiliser les *tuyaux calorifères* que nous avions fait confectionner. Les chemises de flanelle ont été employées dans la proportion de nos ressources.

Nous avons administré des boissons stimulantes et diaphorétiques.

Dans la réaction, nous avons quelquefois cherché à nous opposer aux congestions par des émissions sanguines, locales ou générales. Dans une circonstance, nous les avons poussées fort loin (12 ventouses scarifiées, 60 sangsues, 2 saignées), et la congestion s'est opérée avec la même violence. Nous avons donc renoncé aux émissions sanguines. — L'opium a souvent

* Chez le général duc d'Elchingen et chez son domestique.

Ce général m'avait, antérieurement à sa maladie, exprimé toute la confiance que lui inspirait le haschich, et le désir qu'il avait qu'on lui en fit prendre s'il était atteint par l'épidémie régnante. Il avait ce médicament dans ses provisions de campagne.

Je dois cependant ajouter que je ne partageais pas la confiance de l'excellent et honorable général, et que cette médication n'a été considérée par moi que comme un accessoire à toutes celles qu'il m'a été possible du tenter pour conserver une vie si précieuse à sa famille et à l'armée.

réussi à arrêter la diarrhée. L'eau de riz et le thé ont été, dans cette période, les boissons préférées.

Enfin, diverses médications, les antispasmodiques, par exemple, sans rentrer dans un cadre tracé à l'avance, ont trouvé leur application dans certains cas particuliers.

Il conviendrait de signaler ici d'importantes mesures d'hygiène publique, et des travaux d'assainissement de la ville, exécutés de concert, par l'autorité militaire française et l'administion turque. — Mais nous ne pouvons aborder cette question dans un travail de la nature de celui-ci.

P. S. Nous ne saurions terminer ce rapport sans remercier nos collaborateurs du zèle et du dévouement sans bornes avec lesquels ils ont secondé nos efforts. Dans les conditions périlleuses que nous venons de traverser, si nous avons été assez heureux pour obtenir quelques bons résultats, c'est à eux qu'en revient tout le mérite.

Gallipoli, le 19 août 1854.

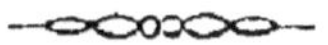

TYPHUS

A CONSTANTINOPLE.

Invasion, symptômes, marche.

Si le typhus frappe un sujet en bonne santé, mais prédisposé par un séjour dans un milieu infecté, il se déclare souvent d'une manière brusque, sans phénomènes précurseurs ; ou bien le sujet accuse, pendant quelques jours, un sentiment particulier de malaise, de courbature, qui ne le force point encore à suspendre ses occupations. Après un, deux, rarement trois jours de cet état incertain, éclate une céphalalgie, quelquefois sourde, plus souvent intense, qui marque le début appréciable de la maladie. Bientôt après survient un délire aigu, violent ; les pupilles sont largement dilatées ; le malade éprouve parfois des mouvements convulsifs. Nous avons vu, chez un infirmier qui a succombé, la maladie débuter brusquement par des attaques épileptiformes, avec perte complète de connaissance durant quelques minutes et se succédant de quart en quart d'heure.

Quelquefois les préludes de l'invasion consistent en une véritable fièvre rémittente à exacerbations nocturnes, ou en accès franchement intermittents, qui reparaissent chaque soir, pendant deux ou trois jours, et résistent au sulfate de quinine.

Lorsque l'affection typhique se développe chez un sujet atteint de quelque maladie chronique, — diarrhée ou scorbut, — et c'est le cas le plus fréquent, le début est successif, le malade s'affaisse, la céphalalgie parait, les idées s'obscurcissent, puis survient un *subdelirium* qui n'enlève point entièrement le malade à la perception du monde extérieur. Cependant, nous avons vu, quelquefois aussi, l'affection s'annoncer brusquement, chez des sujets en traitement, par une céphalalgie d'intensité variable et la dilatation des pupilles.

La maladie éclate, avec ses symptômes caractéristiques, le second jour après l'apparition de ce simple prodrome. Dans l'épidémie qui nous occupe, ces différentes formes initiales nous ont toujours permis de diagnostiquer l'invasion du typhus.

Dans l'appréciation des symptômes, nous continuerons à distinguer les malades jouissant d'une bonne santé antérieure et ceux qui sont anémiés par des maladies chroniques.

Chez les premiers, la céphalalgie est cruelle ; elle occupe le front ou le sommet de la tête. Le délire a toujours un caractère violent ; le malade crie, s'agite, s'occupe des faits de sa vie militaire, rarement de sa famille ; souvent des hallucinations le poursuivent : il se voit menacé, attaqué par des ennemis acharnés à sa perte ; il veut se lever et fuir ; il injurie quelquefois ses voisins et ceux qui s'approchent de lui. J'ai vu un malheureux délirant se jeter brusquement sur un autre typhique et le frapper violemment. On est donc parfois dans l'obligation d'user de moyens contentifs. Les pupilles sont dilatées et immobiles, les conjonctives injectées, la face rouge et vultueuse. Des épistaxis marquent fréquemment cette première période, mais ces pertes de sang diminuent rarement la céphalalgie. La langue blanchit et s'étale ; la déglutition s'embarrasse, et les malades se livrent à des mouvements qui indiquent un état de gène dans l'arrière-bouche ; des vomissements muqueux accompagnent souvent ces mouvements de déglutition. La soif est ordinairement vive ; quelquefois, cependant, les malades boivent peu. Les poumons se congestionnent et la respiration ne s'opère qu'à l'aide de fortes inspirations ; les ailes du nez s'agitent violemment. La percussion donne une légère matité dans toute l'étendue des parois pectorales ; l'auscultation découvre une diminution dans l'intensité du murmure normal, et différents râles, dans lesquels domine surtout le râle muqueux. On a déjà fait remarquer la diminution des râles sonores, et cette remarque est juste.

Le ventre n'est point douloureux, mais les selles se suppriment et les fosses iliaques ne laissent percevoir aucun gargouillement. L'excrétion urinaire disparait ou diminue notablement ; cependant la sécrétion n'est pas suspendue, car on est souvent obligé de recourir à la sonde ; les urines sont rouges, non sédimenteuses La peau conserve encore sa souplesse et sa température normales ; le pouls, rapide et plein, bat de 90 à 100 pulsations.

Le second jour, quelques-uns de ces symptômes ont augmenté d'intensité ; d'autres se sont modifiés. Le délire persiste avec sa forme violente, mais le malade perçoit moins nettement la céphalalgie. Souvent les épistaxis sont supprimées, d'autres fois elles se renouvellent à plusieurs intervalles dans le cours de la maladie. La langue se rétrécit, rougit et se dessèche à la surface ; la gêne de la déglutition et les symptômes de congestion pulmonaire augmentent d'intensité. La température de la peau s'abaisse ; elle peut descendre de 1 à 2° au-dessous du point normal. Des taches rosées lenticulaires, non dépressibles, apparaissent quelquefois à sa surface ; bien rarement des sudamina ; jamais d'autres formes éruptives, si ce n'est celles qui appartiennent au scorbut.

L'aspect particulier du faciès, qui a imposé son nom à la maladie, commence à se manifester ou se prononce davantage.

Pendant trois, quatre, ou cinq jours, l'état du malade ne présente pas de modifications importantes ; alors seulement, quelquefois même plus tard, les phénomènes morbides se dessinent de manière à laisser entrevoir la terminaison. Si celle-ci doit être funeste, l'aspect typhique du malade s'accentue davantage ; les angles de la bouche, les ailes du nez se couvrent d'une poussière furfuracée ; la langue, qui n'était que sèche, devient rugueuse et cachée sous une couche épaisse de mucus desséché ; les dents et les gencives s'incrustent d'un amas fuligineux, que noircit le sang exalé par celles-ci. Les lèvres entr'ouvertes laissent échapper une odeur infecte ; des émanations non moins repoussantes s'élèvent de toute la surface du corps, et affectent péniblement l'odorat lorsqu'on soulève les couvertures du malade. Ce sont, assurément là, les véritables sources de l'infection. Cette odeur nous a rappelé celle que dégage le corps des malades atteints de fièvre typhoïde, quoique plusieurs de nos collègues les plus distingués pensent apprécier une différence dans les sensations olfactives que développent l'une et l'autre maladies.

La peau se ride, se dessèche et se couvre d'une poussière écailleuse ; rarement il s'en échappe de la sueur.

Cependant, les symptômes généraux, qui offraient le caractère ataxique, deviennent ataxo-adynamiques. Le pouls est petit, serré ; sa fréquence peut atteindre jusqu'à 120 et 130 pulsations. Le délire, jusque-là violent, s'exprimant par des vociférations, des mouvements désordonnés, se calme et passe à l'état de *subdelirium ;* le malade marmotte des mots inintelligibles ; ses membres sont agités de mouvements irréguliers, de soubresauts ; ses mains tremblent et cherchent à saisir des objets imaginaires. Puis, toute forme de délire disparait à son tour, le malade tombe dans un profond assoupissement : une respiration bruyante et entrecoupée de plaintes, de légers mouvements sans but des lèvres et des mains, telles sont, désormais, les seules manifestations de la vie. Dans les derniers jours de cette période apparaissent quelquefois des parotidites, qui n'ont jamais rien de critique, ne sont autre chose qu'un indice d'adynamie, et précipitent souvent l'instant fatal.

La durée de ces phénomènes n'a rien de fixe, et la mort survient indifféremment, du cinquième au douzième jour, sans que nous ayions pu saisir rien qui ressemble à cette marche si bien déterminée de la fièvre typhoïde ou aux périodes du typhus décrites par Hildenbrandt.

Quelquefois, sans que les symptômes extérieurs soient arrivés à la gravité de ceux que nous avons décrits, une atteinte profonde a été portée aux forces vitales, et le malade meurt après avoir langui pendant quinze, vingt jours et même un mois.

Lorsque la terminaison doit être heureuse, la nature peut suivre des voies différentes. Parfois le début fait craindre l'affection la plus grave; la céphalalgie, le délire, les mouvements convulsifs, la congestion de la face et des yeux, sont développés à un haut degré, et tout cela, dans l'espace de quelques heures, tombe, disparaît comme par enchantement ; la maladie avorte, et rien n'explique sa brusque disparition, non plus que son développement subit. Plus souvent, après quatre ou cinq jours de durée, les principaux symptômes s'amendent progressivement, et un septenaire suffit pour que la maladie ait parcouru toutes ses périodes. Le premier signe favorable est le retour de l'appétit, que les malades accusent dès que les fonctions cérébrales ont repris leur marche régulière, et alors même que la langue est encore sèche et rugueuse, le pouls petit et fréquent. Puis les urines reparaissent en abondance, deviennent claires et sédimenteuses ; les fonctions alvines ne tardent pas à se rétablir. Les forces elles-mêmes, au milieu de ces symptômes graves, n'ont point été abolies, mais seulement déprimées ; elles reparaissent avec une incroyable rapidité, qui contraste avec cette profonde adynamie dans laquelle restent si longtemps plongés les convalescents de fièvre typhoïde.

Nous n'avons considéré, jusqu'ici, que le typhus surprenant des individus au milieu de la santé ; mais l'appareil symptomatique n'est plus le même lorsqu'il vient frapper des sujets atteints de maladies chroniques. Ce n'est plus alors, en quelque sorte, qu'un autre mode de terminaison funeste de la maladie primitive. Chez les diarrhéiques, l'affection intestinale ne paraît pas modifiée ; seulement, le délire survenant soustrait les sécrétions alvines à l'empire de la volonté. La face ne prend point l'aspect vultueux, les yeux ne s'injectent point, la période d'excitation cérébrale fait défaut, le délire est calme, la céphalalgie est modérée ou nulle. Les phénomènes ataxo-adynamiques viennent compliquer cet état, le malade perd bientôt la connaissance de sa situation ; il meurt, souvent, sans que la nature ait tenté le moindre effort réactionnaire.

Peut-on, à l'aide de quelques phénomènes particuliers, reconnaître l'instant précis de l'*imprégnation* de l'économie par le miasme typhique ? Nous répondrons avec Hildenbrandt que rien n'annonce ce moment ; lorsque les premiers symptômes se déclarent, ils sont le résultat d'une imprégnation accomplie et non l'indice de la pénétration actuelle de l'agent toxique. En effet, on voit le typhus se déclarer à bord des navires, loin de tout foyer d'infection, chez des sujets qui n'ont éprouvé antérieurement aucun phénomène capable d'attirer soit leur attention, soit celle du médecin. Nous ne saurions croire, d'ailleurs, que l'imprégnation se fasse subitement, tout d'une pièce ; l'économie doit s'intoxiquer lentement par la pénétration successive du miasme, tant que le sujet est plongé au milieu du foyer infectieux. Cette dernière considération est d'une haute importance si elle est l'expression réelle des faits, car elle indique l'innocuité d'un séjour passager dans un milieu contaminé par le typhus, et le danger d'y faire des séjours fréquents ou prolongés.

Incubation.

La maladie qui nous occupe subit-elle une période d'incubation avant de se manifester par des symptômes appréciables? Quelle est la durée de cette incubation? Ou bien, l'explosion des phénomènes morbides suit-elle de près l'intoxication?

Les malades arrivant de Crimée à Constantinople, ne nous offrent pas les éléments nécessaires pour résoudre sûrement ces questions. En effet, lorsqu'un cas de typhus se déclare dans nos salles, il est toujours difficile de reconnaître son point de départ. La maladie peut avoir son origine en Crimée, avoir été contractée pendant la traversée, au voisinage de typhiques évacués; enfin, avoir été communiquée à l'hôpital, dans des salles infectées par la présence et le passage successif de nombreux typhiques. Citons, entre mille, un exemple des difficultés qui entourent cette question : Remlinger, vieux soldat de 45 ans, arrive de Crimée avec des douleurs scorbutiques aux membres inférieurs ; il est bien portant, d'ailleurs, et accuse son appêtit habituel. Il est placé dans une salle de 50 lits, où se trouvent quelques typhiques à différents dégrés *, mais aucun dans son voisinage immédiat. — Le surlendemain, à l'heure de la visite, nous reconnaissons les symptômes du typhus débutant. Trois jours entre son débarquement et son arrivée, deux jours à l'hôpital, donnent au moins cinq jours d'incubation, si l'on ne veut pas admettre une infection puisée à bord ou dans

* L'encombrement constant des salles n'avait point encore permis d'isoler les typhiques.

son nouveau séjour, et déclarée presque immédiatement. Mais sur 42 scorbutiques arrivés dans les mêmes conditions, venant des mêmes localités, placés dans le même service, le typhus ne se déclare que chez *un seul;* on comprend difficilement, si la maladie a son point de départ en Crimée, qu'un seul en ait apporté le germe, tandis que tous les autres auraient impunément vécu dans un milieu contaminé. Mais admettra-t-on plus aisément que, placés également dans des salles où gisent de nombreux typhiques, tous, *moins un,* échappent à cette nouvelle source d'infection, malgré les prédispositions dues à leur séjour antérieur? Cependant, la vérité se trouve dans l'une de ces deux hypothèses : infection suivie d'incubation (origine en Crimée), ou infection avec apparition presque immédiate des symptômes (origine postérieure à l'embarquement).

Les malades frappés après leur départ de Crimée, mais avant leur entrée à l'hôpital de Constantinople, nous laissent dans le même doute ; ils ont pu apporter le mal de la source primitive, ou être infectés pendant la traversée, au voisinage des typhiques qui font partie de l'évacuation.

Mais les médecins chargés d'accompagner des convois de malades de Constantinople en France, ont eu plusieurs fois l'occasion de lever la difficulté. On n'embarquait point, pour ces sortes d'évacuations, de malades actuellement atteints de typhus, et les malades ou convalescents étaient choisis de telle sorte que le typhus, s'il se déclarait pendant la traversée, ne pouvait être considéré comme ayant son siége à bord. Cependant, des cas de typhus parurent fréquemment après six, huit et jusqu'à douze jours de navigation. Dans ces cas, le mal avait été puisé dans les hôpitaux de Constantinople, peut-être de Crimée, et l'incubation devenait évidente.

Le typhus qui régna, pendant la guerre, dans les hôpitaux militaires de Marseille, eut-il pour origine des malades chez lesquels l'incubation aurait eu toute la durée du trajet entre Constantinople et cette ville, a-t-il été communiqué par des malades atteints en mer, ou bien a-t-il pris naissance sur place, sous l'influence de l'encombrement? Cette question nous semble difficile à résoudre avec les éléments que nous possédons.

En admettant l'incubation du typhus comme un fait démontré, nous ne saurions donc encore fixer la durée de cette période, que les auteurs font varier entre douze et quinze jours.

Combien de temps un milieu infecté peut-il conserver la propriété de communiquer le typhus? Y aurait-il, par exemple, danger d'infection sur un navire qui aurait, antérieurement, transporté des typhiques? Les médecins de la marine peuvent surtout répondre à cette importante question, et ils citeront plusieurs faits qui démontrent péremptoirement cette funeste propriété qu'ont les navires de rester imprégnés longtemps encore après l'époque de leur infection. Un bâtiment de guerre, dont le nom nous échappe, transporta des typhiques de Constantinople à Toulon, et perdit une partie de son équipage. Ce bâtiment fut désarmé, subit à Toulon tous les moyens usités de purification, et resta plusieurs mois dans le port. On l'arma de nouveau, son équipage fut entièrement changé, et, dès qu'il reprit la mer, le typhus s'y développa avec une telle violence qu'on fut encore contraint de le désarmer.

Dans le cours de ce travail, nous avons souvent employé le mot *infection* et jamais celui de *contagion;* il n'est point inutile, peut-être, d'indiquer le sens que nous attachons à ces deux expressions, qui ont tant occupé les pathologistes. Quelquefois identifiées, plus souvent séparées dans leur signification, l'infection et la contagion ont subi des définitions bien différentes, qui laissent encore dans le vague sur leur véritable valeur. Nous n'avons pas la prétention de mieux faire; cependant, il convient de dire pourquoi nous employons l'une de ces expressions de préférence à l'autre.

Par *contagion*, nous entendons la propriété qu'ont certaines maladies de se transmettre par contact, médiat ou immédiat, aux personnes qui se trouvent *accidentellement* dans leur sphère d'action, sans impliquer l'obligation d'un séjour prolongé. L'*infection* est la puissance qu'ont certaines maladies de communiquer leurs propriétés toxiques à l'air et aux objets qui leur sont contigus, et de le transmettre sans contact, ni médiat, ni immédiat, mais à la seule condition qu'on vive quelque temps dans le milieu contaminé. Les maladies virulentes sont surtout contagieuses ; les maladies miasmatiques surtout infectieuses. La contagion peut se transmettre instantanément ; l'infection ne se communique que par une pénétration lente. Un seul malade suffit pour exercer la contagion ; l'infection exige plus spécialement une agglomération d'individus, quoiqu'un seul puisse également infecter l'atmosphère dans laquelle il est confiné. Une maladie contagieuse emporte son *contagium* partout avec elle ; une maladie infectieuse, changée de milieu, peut être sans danger de communication jusqu'à ce qu'elle ait infecté ce nouveau milieu. Enfin, la dissémination des malades peut favoriser la contagion ; elle atténue, au contraire, et peut détruire l'infection. L'intervention de l'hygiène ne saurait donc être la même dans l'un et l'autre modes de propagation.

L'infection et la contagion sont, d'ailleurs, loin de s'exclure, et plusieurs maladies sont infecto-contagieuses.

Cela posé, nous reconnaissons dans le typhus une maladie essentiellement infectieuse, mais nous nous refusons à la croire contagieuse. Des typhiques disséminés, placés dans des conditions d'aération qui puissent s'opposer à l'infection des *circumfusa*, nous paraîtraient sans danger pour autrui ; on pourrait impunément s'en approcher sans redouter leur contact ou leur voisinage. Mais, dans les circonstances habituelles de la vie hospitalière, les conditions sont loin d'être aussi favorables, et les dangers de communication se multiplient en raison de l'agglomération des malades. Cependant, même alors, une personne étrangère pourra, sans crainte, traverser des salles de typhiques ; l'infection n'est redoutable, ainsi que nous l'avons dit tout à l'heure, que pour ceux qui vivent, par profession, au milieu des foyers morbides. Quelles que soient, en Crimée, les causes qui présidèrent au développement du thyphus, toujours est-il que, sur différents points, il s'était établi des foyers qui ne sévissaient point sur ceux qu'y appelait une circonstance accidentelle, mais qui exercèrent leurs ravages sur les aumôniers, les médecins, les infirmiers. A Constantinople, nous voyons, en outre, de nombreuses victimes parmi les saintes filles de charité. Les administrateurs, que leurs fonctions pouvaient appeler *momentanément* dans les salles, subirent bien rarement les atteintes du typhus.

Nous écrivions le passage suivant en mars 1856 : « Les affections typhiques ont encore appelé toute notre attention ; cependant, hâtons-nous de le dire, les mesures hygiéniques, prises simultanément en Crimée et à Constantinople, ont notablement diminué leur intensité. Il est peu de maladies qui soient, plus que le typhus, au pouvoir de l'homme ; on peut, en quelque sorte, à volonté, le faire naître et le faire disparaître, en créant ou détruisant les conditions nécessaires à sa manifestation. Or, ces conditions sont, aujourd'hui, parfaitement déterminées. La dissémination des troupes en Crimée, le changement quotidien des bivouacs, certaines mesures préventives concernant l'habillement et l'alimentation, ont eu un résultat immédiat, et les cas de typhus arrivant de Crimée, ont été plus rares *. Le

* Mesures importantes dues à l'initiative de M. le médecin Inspecteur Baudens.

plus grand nombre des cas observés dans nos salles, bien qu'importé du théâtre de la guerre, s'est cependant déclaré consécutivement à d'autres maladies, et non d'emblée ; chez quelques vieux diarrhéiques, le typhus a quelquefois servi de crise fatale à la maladie. — Les scorbutiques, contrairement à l'opinion émise par quelques médecins, ne nous ont pas paru atteints dans une plus forte proportion que les autres malades. Les malades, couchés dans deux lits voisins, ont été rarement atteints ; tandis que le typhus, se déclarant chez des sujets en traitement pour d'autres affections, n'a plus sévi que d'une manière erratique. Pendant les mois précédents, au contraire, nous avons plusieurs fois observé cette communication continue de lit en lit. Ce fait s'explique aisément, sans admettre que l'épidémie ait subi aucune modification. A l'origine, l'infection était bornée à une atmosphère limitée autour de chaque typhique ; plus tard, cette infection s'est propagée, et les salles entières en furent atteintes. Cependant, cette infection, gagnant en étendue, a perdu, évidemment, en gravité ; les typhus déclarés à l'intérieur, chez les malades et les infirmiers, ont été moins sérieux que pendant les mois précédents, et par leur appareil symptomatique et par leurs terminaisons. Ainsi, nous avons rarement observé ce délire violent qui caractérisait l'invasion et la première période de la maladie ; les dents et les gencives se sont recouvertes d'un fuligo moins épais ; l'éruption a été plus générale et plus constante, mais moins prononcée.

Le siége de la localisation a varié davantage ; pendant le mois de février, le typhus était plus particulièrement pectoral, presque jamais abdominal ; en mars, les méninges ont été fréquemment affectées en même temps que les poumons, et l'abdomen lui-même a pris une plus grande part au désordre.

Nous avions déjà signalé, pendant les mois précédents, une

grande tendance de notre typhus à revêtir les formes de la méningite cérebro-spinale. En mars, cette tendance s'est manifestée davantage encore, et l'autopsie a souvent révélé un état inflammatoire et congestionnel des enveloppes du cerveau, en même temps qu'un engorgement des veines et des sinus. Dans tout le cours de l'épidémie nous n'avons trouvé que deux fois du pus dans les méninges.

La diarrhée, qui n'affectait qu'un petit nombre de typhiques, sévit aujourd'hui sur la plupart d'entre eux : sur vingt, quinze sont diarrhéiques. »

Ce que nous venons de dire nous aménerait tout naturellement à établir l'anatomie pathologique du typhus ; cependant, nous laisserons cette question en dehors de notre travail. Qu'il nous suffise de dire que les lésions caractéristiques de la fièvre typhoïde font presque toujours défaut dans le typhus ; nous avons rencontré, mais rarement, les ganglions mésentériques rouges et tuméfiés, ainsi que l'hypertrophie des plaques de Peyer à l'état de barbe fraiche.

Phénomènes critiques.

Ce que nous dirons à cette occasion du typhus, peut se rapporter également à toutes les maladies de l'armée d'Orient. C'est en vain, pendant toute la durée de la guerre, que notre observation s'est portée sur les phénomènes critiques ; nous n'avons vu que des complications, jamais de crises salutaires. Jamais une succession de symptômes ne nous a paru jugée par des urines abondantes, car nous ne pensons pas qu'on puisse considérer comme critique une émission plus copieuse d'urines dans les cas, si fréquents, d'épanchement séreux ; c'est seulement un moyen de la nature de s'opposer à un développement excessif de la maladie, et, lorsque celle-ci doit se terminer d'une manière heureuse, c'est la voie la plus habituelle d'épuisement du liquide épanché. Les diarrhées, de quelque nature qu'elles fussent, nous ont toujours paru aggraver le mal ; les sueurs étaient toujours un indice de débilité profonde ; les exanthèmes cutanés indiquaient un état ataxo-adynamique grâve ; quant aux parotidites, que nous avons vues si souvent, et qui acquéraient un développement énorme, comme elles n'apparaissaient presque jamais que chez des sujets épuisés et près du terme de leur maladie, elles nous ont toujours semblé une grave complication, et le pronostic fâcheux qu'elles motivaient a été rarement démenti.

Nous devons ajouter ici que cette doctrine des crises, célèbre dans l'antiquité, tour à tour prônée et rejetée par les médecins de nos jours, nous a semblé vraie sous l'influence de certaines constitutions médicales et dans certaines conditions climatériques, incertaine et trompeuse dans le plus grand nombre des temps et des lieux.

Coup-d'œil sur la question d'identité de la fièvre typhoïde et du typhus.

Les affections typhoïdes ou typhiques forment un groupe, ou plutôt un *genre* nosologique tellement naturel qu'un observateur ne saurait se méprendre sur leurs caractères génériques, et, qu'indépendamment de toute idée dogmatique, on ne peut méconnaitre l'étroite parenté qui existe entre leurs différentes manifestations. Sous cette dénomination d'affections typhoïdes, l'esprit se représente immédiatement une série de phénomènes qui peuvent varier à l'infini, mais dont la physionomie générale semble toujours indiquer une communauté d'origine.

Qu'on me permette, à ce sujet, de ne point aborder de détails, qui n'apprendraient que ce que chacun sait.

Mais si, abandonnant les phénomènes caractéristiques du *genre*, nous voulons considérer, comme espèces distinctes, certains états pathologiques, certains groupes de symptômes, certaines circonstances particulières ou accidentelles, nous voyons s'établir des dissidences. Les uns, ne voyant dans ces manifestations variées que des indications accessoires de la maladie, leur appliquent une même dénomination, et le mot de *fièvre typhoïde,* représentant le type, vient tout naturellement se placer à leur bouche. Pour les autres, et l'armée d'Orient en a considérablement grossi les rangs, la fièvre typhoïde n'est qu'une des espèces du genre, le typhus en est une autre espèce ; la première, presque toujours identique à elle-même, offrant un ensemble de phénomènes bien caractérisés ; le second, véritable protée, susceptible de revêtir des formes variées suivant le temps et suivant les lieux, montrant à l'observateur quelques traits constants, mais surtout des traits tellements fugitifs qu'il n'est pas ici ce qu'il est vingt pas plus loin, qu'il n'était pas hier ce qu'il sera demain ; bien plus, qu'étudié dans le même temps et le même lieu par deux hommes d'un mérite égal, il donne lieu aux appréciations les plus diverses, parfois même les plus opposées *.

Si, au contraire, au lieu de spécialiser nous prenons une coupe plus large dans la classification des maladies, nous trouvons une famille nombreuse d'états pathologiques caractérisés par un symptôme commun, *la stupeur*, et qui reconnaissent pour cause l'introduction, dans l'économie, d'un *miasme animal;* ce sont la pyoëmie, dont la phlebite et la fièvre puerpérale sont deux des principales manifestations, la morve aiguë, le farcin, la rage et les affections typhoïdes proprement dites, desquelles nous pouvons rapprocher la méningite cérébro-spinale. Ce symptôme *stupeur* ne se rencontre qu'accidentellement dans les intoxications végétales ; plus rarement encore,

* Cette phrase fait allusion au typhus de Constantinople, et aux discussions qui ont eu lieu, au sujet de cette épidémie, dans le sein de la Société impériale de médecine de cette ville.

dans les empoisonnements par un agent minéral. L'organisme animal a donc la propriété d'engendrer certains produits toxiques, dont la stupeur est la manifestation dominante ; mais la nature particulière à chacun de ces produits détermine aussi d'autres phénomènes qui permettent de les différencier entre eux. Le miasme de la morve produira toujours les symptômes connus de cette intoxication, et la présence du pus dans le sang donne lieu à des phénomènes dont le diagnostic est rarement incertain. Dans le premier cas, l'agent toxique est communiqué des animaux à l'homme ; dans le second, le sujet s'empoisonne lui-même par ses propres sécrétions. Mais il est un troisième cas, c'est celui dans lequel l'intoxication se produit d'homme à homme.

Lorsqu'un nombre, relativement considérable, d'individus est rassemblé dans un milieu étroit, mal aéré, malpropre, humide, sans avoir le moindre souci des soins hygiéniques, il se dégage, dans cet air confiné, des miasmes résultant des matériaux de l'exhalation pulmonaire, des excrétions de toute nature dont les produits s'accumulent, et des nombreuses impuretés apportées du dehors. Dans de pareilles conditions, si délétères en apparence, l'homme peut, cependant encore, vivre en santé ; une force réactionnelle vient s'opposer à l'imprégnation de l'organisme par le toxique ; les émonctoires naturels, la peau, la surface pulmonaire, la surface intestinale, la sécrétion urinaire, augmentent d'énergie et peuvent suffire à l'élimination.

Mais l'homme contracte du moins dans ces circonstances, une aptitude pathologique incontestable ; et si, à ces causes premières, viennent se joindre tous les résultats de la misère, le froid, une alimentation insalubre et insuffisante, des travaux excessifs et énervants, des inquiétudes et des chagrins, les puissances éliminatrices ne font plus équilibre aux influences morbides, et la maladie se déclare presqu'infailliblement, à moins qu'une sorte d'acclimatation n'ait rendu l'organisme réfractaire à l'action miasmatique. Le mal atteint surtout les jeunes sujets, chez lesquels une absorption énergique facilite à un haut dégré la pénétration des agents inassimilables dans les parties les plus profondes de l'économie. Eh bien! n'est-ce point là l'origine de la fièvre typhoïde, soit au milieu des grandes villes, où la population ouvrière se groupe dans des rues étroites, abritées du soleil, et vit entassée dans l'espace le plus concentré possible, soit dans les campagnes, où une seule chambre sert quelquefois à l'habitation de toute une famille?

La fièvre typhoïde, malgré les dissentiments, malgré le doute qui règnent encore sur sa véritable étiologie, est donc, en résumé, le résultat d'une intoxication miasmatique, et l'agent toxique est un *miasme humain*. Remarquons, en passant, que plusieurs espèces animales sont susceptibles de s'intoxiquer ainsi : les chevaux, les espèces ovines et bovines, ont la fièvre typhoïde. N'a-t-on point, tout récemment, décrit la fièvre typhoïde des lièvres? * Cette intoxication est communicable entre individus de même espèce ; elle ne paraît point, jusque aujourd'hui, susceptible de transmission entre espèces différentes. La fièvre typhoïde de l'homme est donc le résultat nécessaire d'intoxication par un miasme humain.

Objectera-t-on qu'on voit la fièvre typhoïde régner épidémiquement, et frapper des sujets vivant au milieu des conditions hygiéniques les plus favorables d'alimentation, de séjour, de quiétude d'esprit? Le fait est vrai, mais parfaitement explicable. Une épidémie est toujours le résultat de conditions générales, le plus souvent inappréciables, qui développent, chez les individus qui y sont soumis, une aptitude toute particulière à con-

* *Gazette hebdomadaire de médecine*, 1856, p. 121. Article de M. A. Becquerel.

tracter certaines affections. Il est évident que, dans ces cas, l'aptitude à la fièvre typhoïde peut prendre un développement exceptionnel chez quelques personnes, et, qu'en présence d'une telle prédisposition, la cause déterminante la plus faible peut provoquer son apparition. Allons plus loin : quelques sujets sont pris de fièvre typhoïde en dehors de toute influence épidémique, quoique vivant au milieu des meilleures conditions. — Ces cas sont une rare exception, et ne sauraient infirmer une règle générale ; et puis, ils n'atteignent jamais que de jeunes sujets, tout spécialement prédisposés aux maladies qui ont l'absorption pour point de départ, et qui trouvent du miasme partout où il serait insaisissable pour tout autre organisme.

Voyons donc si les causes de la fièvre typhoïde existent sur ce plateau de Chersonnèse, au milieu de cette population flottante que forme notre héroïque armée?

Dans quelles conditions vivent nos troupes? Campés sur un sol qui renferme, dans un espace limité, de nombreux milliers de cadavres enterrés à une faible profondeur, et dont l'humidité active la décomposition, nos soldats respirent, à chaque heure du jour et de la nuit, les émanations inassimilables qui s'en échappent. Pour abri, ils n'ont que la tente sous laquelle ils s'entassent, et qui les préserve bien imparfaitement des rigueurs de l'hiver. On sait déjà quelle influence exerce le froid sur les affections miasmatiques ; les miasmes sont absorbés par les surfaces pulmonaire et intestinale ; mais la peau, cette grande voie d'élimination, leur fait défaut. Ou bien, pour échapper au froid de la tente, les soldats se creusent des huttes souterraines, dont le sol et les parois ne tardent pas à s'imprégner de toutes les excrétions miasmatiques que dégage la masse d'hommes qui s'y agglomèrent. Leur demeure est donc bientôt infectée. C'est de ces huttes empoisonnées qu'est sorti le plus grand nombre des cas de la maladie qui nous occupe.

L'alimentation de la troupe est sujette à tous les accidents de la guerre : tantôt bonne et copieuse, elle est parfois insuffisante et insalubre. La viande fraîche alterne avec la viande de porc salée, et c'est celle-ci qui prédomine. Les animaux destinés à l'abbattoir, sont amaigris, surmenés, et leur viande est toujours de qualité très-inférieure, qu'on n'accepte que par nécessité. Les légumes secs sont rares, les légumes frais manquent d'une manière à peu près absolue. L'alimentation est donc, en général, peu réparatrice. Sur quelques points, l'eau potable est bonne ; sur d'autres, elle est impure. — On donne aux soldats du vin, mais en quantité insuffisante. Enfin, comme appendice à l'article alimentation, je dirai qu'une dernière influence fâcheuse est l'extrême irrégularité des heures de repas, réglées par les besoins du service et les éventualités de la guerre. Si, depuis la paix, nos troupes ne furent plus soumises qu'à des travaux modérés, toujours est-il qu'elles furent longtemps écrasées par des travaux excessifs, qu'elles n'accomplissaient qu'à l'aide d'une puissante énergie morale : elles en subirent, depuis, les funestes conséquences.

Pendant la première année de la guerre, l'armée comptait dans ses rangs beaucoup de vieux soldats ; pendant la dernière, ce sont, en grande partie, de jeunes recrues ; en regard de ce fait, nous trouvons l'épidémie qui nous occupe moins grave, moins généralisée pendant la première que pendant la deuxième époque.

Enfin, disons un mot des affections morales : Dans une armée victorieuse les sentiments d'orgueil, d'amour national, de satisfaction pour les beaux faits accomplis, sont, il faut en convenir, des conditions favorables à opposer aux influences pathogéniques. Mais après avoir élevé ses pensées au niveau de la gloire des armes, après avoir amplement sacrifié au légitime orgueil de l'homme de guerre, le soldat redevient homme, et au milieu de ses rudes labeurs, sous sa tente froide et humide, sous sa hutte enfumée, au milieu de ses longues heures d'insommie, les souvenirs du clocher viennent assaillir son esprit; il songe à son village et à ceux qui l'y attendent. De là à la nostalgie il n'y a qu'un pas, et, hâtons-nous de le dire, ce pas a été bien rarement franchi; mais l'ennui, tout au moins, règne souvent en Crimée, et l'ennui est un puissant auxiliaire des influences morbides.

Nous dirons peu de choses du climat: Son influence hivernale s'est revelée par des froids intenses qui ont atteint jusqu'à 20 dégrés centigrades, ou par une extrême humidité. L'été, des chaleurs habituelles de 30 à 35 dégrés ont succédé à la saison froide, presque sans intermédiaire. Des vents violents règnent dans cette péninsule pendant la plus grande partie de l'année.

La situation de notre armée, que nous venons d'esquisser à grands traits, ne nous montre-t-elle pas, sur une vaste échelle, l'ensemble des conditions au milieu desquelles on voit se développer la fièvre typhoïde? Ce simple énoncé ne permettrait-il pas, à celui qui n'a pas vu notre épidémie, d'en indiquer les traits dominants?

Cependant, la maladie qui est résultée de cet ensemble de causes, diffère, sous bien des points, de la fièvre typhoïde telle que nous la connaissons avec ses caractères classiques. Voyons donc si ces différences sont assez importantes pour former entre elles une séparation générique, ou si l'on ne doit y voir que de simples variétés de forme, comme on en rencontre dans toutes les épidémies, quelque soit leur nom.

Et d'abord, que devons nous entendre par le mot *identité?* Si cette expression était prise dans un sens absolu, elle ne serait évidemment pas applicable; car, il n'existe, dans l'ordre des connaissances naturelles, aucun fait, aucun être qui soit absolument identique à un autre. Il ne peut donc être question que d'identité relative. Mais alors où se limite cette identité? A quel point de ressemblance doit-on s'arrêter pour pouvoir dire que deux maladies sont ou ne sont pas identiques? Ici s'élève une première et sérieuse difficulté à laquelle, j'en suis certain, revient la plus grande part du dissident qui partage ce point de la science.

Établissons d'abord un fait d'une haute importance : c'est que dans l'appréciation de toute maladie il faut avec soin distinguer le *fond* et la *forme*. Ainsi, lorsque deux états pathologiques sont le résultat d'un même agent morbide, mais agissant, par une affinité inconnue, sur des tissus ou des organes différents, ces états sont identiques quant au fond, mais ils sont différents quant à la forme, et cette différence varie suivant la nature du tissu ou de l'organe qui sert de *support* à la maladie. La syphilis est *une*, quel que soit son appareil symptomatique ; le chancre et le bubon sont deux manifestations différentes d'un même principe. Le boursoufflement des gencives et les ecchymoses des membres, qui peuvent exister séparément chez les scorbutiques, sont encore des expressions différentes d'une même maladie. Voilà donc, si on le veut, un vaste champ de controverse ; on pourra combattre avec succès pour l'identité ou la non identité du bubon et du chancre, de la gengivite et des ecchymoses scorbutiques, si l'on ne s'est, d'abord, entendu sur la valeur du mot identité, et si l'on s'obstine à ne vouloir point distinguer dans les maladies la forme et le fond.

D'autre part, un symptôme qui exerce une action prédominante, est souvent qualifié du titre de maladie ; une tumeur, une rétention d'urine, sont des maladies pour les gens du monde ; cependant, chacun de ces deux symptômes peut être le résultat de bien des actions morbides différentes et exprimer les affections les plus diverses. Toutefois, si nous voulons considérer ces symptômes comme des maladies, nous serons forcés de dire que deux tumeurs, identiques quant à la forme, peuvent être bien dissemblables quant au fond.

Enfin, un troisième cas se présente : deux expressions morbides, deux tumeurs, si l'on veut encore, peuvent être semblables et quant à la forme et quant au fond ; il n'existera plus entre elles que les différences qui séparent toujours deux individus d'une même espèce organique. Ici l'identité existe, c'est évident. Passons outre.

Mais dira-t-on que deux affections sont identiques, lorsqu'elles diffèrent entre elles, soit par la forme, soit par le fond ?

Si la médecine avait des bases solides de classification, cette discussion serait impossible, et deux états pathologiques seraient considérés comme identiques, lorsqu'ils seraient constitués par un groupe de phénomènes qui leur fixât la même place dans le cadre nosologique. Mais il n'en est point ainsi, et l'on ne peut procéder que d'une manière arbitraire, par une sorte de convention qui fixe le point de départ et les limites de l'identité. Nous pouvons, toutefois, établir que deux maladies ne seront jamais considérées comme identiques, quelle que soit la similitude de leur forme, si elles diffèrent quant au fond, quant au principe. L'ascite, résultant d'un état granuleux du foie, ne sera jamais identifiée à l'ascite consécutive à une lésion du cœur : ce sont les conséquences de lésions bien différentes, des effets semblables de causes dissemblables.

Mais si deux maladies, au contraire, diffèrent par l'appareil symptomatique, quoique dérivant d'une même origine, si ce sont des effets différents d'une cause semblable, peut-on les considérer comme identiques? Ici encore, nous devons éliminer.

Lorsqu'une influence morbide, appliquée momentanément, a

cessé d'agir, elle peut avoir déterminé des lésions bien variables, qu'on ne serait jamais tenté de considérer comme identiques. De deux individus, par exemple, soumis à l'action d'un air froid et humide, l'un sera frappé d'une inflammation du poumon, l'autre de rhumatisme articulaire. On ne saurait identifier ces deux états pathologiques; ils devront être combattus par les moyens appropriés à la nature de l'organe lésé, et la connaissance de la cause n'aura qu'une importance secondaire. Mais nous croyons, au contraire, qu'on peut réserver le titre d'identiques aux affections qui, dérivant d'une cause spécifique, sont incessamment soumises à l'influence de l'agent délétère. Envisagées sous ce point de vue, nous reconnaissons comme identiques les résultats de l'infection par un miasme, que son action soit générale, ou qu'elle se localise dans l'une ou l'autre des trois grandes cavités. C'est qu'en effet, les différences dans la manifestation de ce principe morbide résultent de causes accessoires, organiques ou externes, qui, venant s'ajouter à la cause essentielle, donnent une résultante des plus variables. Un miasme étant donné, pour déterminer à priori son action pathogénique, il faudrait connaître aussi les influences qui peuvent favoriser sa généralisation ou s'y opposer, aider à sa localisation ou l'entraver. Or, ces causes accidentelles, venant se grouper autour de la cause pivotale, sont tellement insaisissables et peuvent donner lieu à des effets tellement variables, qu'il semble impossible d'imposer un nom à chacun d'eux; la difficulté serait bien grande déjà, si l'on voulait séparer nettement l'une de l'autre quelques formes principales. Ici l'ontologisme serait *absurde*, dans le sens mathématique de ce mot.

Mais, dans ce cas, quelle que soit la forme, quel que soit le mode d'agencement des phénomènes morbides, nous voyons toutes ces différences reliées entre elles par une communauté d'origine, l'action du miasme, et par des indications thérapeutiques de même nature. Les affections de ce genre forment un faisceau, divergent au centre, mais uni par les extrémités. C'est pourquoi nous considérons comme identiques toutes les formes morbides nées sous l'influence d'un même agent virulent ou miasmatique, quelque différence qu'elles puissent offrir dans leurs symptômes.

Or, nous connaissons la nature du miasme générateur du typhus. La question serait donc facilement résolue si la science possédait des notions aussi certaines sur la nature de l'agent qui préside à la fièvre typhoïde. Mais ici le miasme humain, fortement soupçonné, n'est pas complétement démontré. A ce point de vue, nous restons donc dans le doute, et nous ne pensons point que cette fameuse question de l'identité soit aussi avancée que le grand nombre des médecins de l'armée d'Orient est disposé à l'admettre. Comment reconnaître avec certitude que deux affections ne sont point identiques, quant à leur nature, lorsqu'on n'est point encore fixé sur la nature de l'une d'elles?

A l'appui de la non identité, tous les observateurs signalent de nombreuses différences entre les deux maladies que nous mettons en parallèle, différences d'invasion, de marche, de symptômes, de durée, de lésions anatomiques. — Tout cela est vrai, nous l'avons maintes fois observé nous-même, et nous acceptons, comme un fait constaté, tout ce qu'on a dit à ce sujet. Nous n'avons donc pas à énumérer ces différences sur lesquelles se basent les partisans de la non identité, puisque nous les accordons toutes. Cependant, si les miasmes typhique et typhoïde étaient bien réellement de même nature, nous ne saurions voir dans ces différences que des phénomènes secondaires, résultant de causes accessoires, et insuffisantes pour faire de ces maladies deux entités distinctes.

Dans les conditions ordinaires de la fièvre typhoïde, cette maladie suit une marche prévue, régulière ; elle a pour caractère dominant certaines altérations, que nous avons nommées classiques, sans lesquelles on ne saurait reconnaître son existence. C'est qu'elle naît toujours dans des circonstances à peu près semblables ; c'est qu'elle est soumise à un ordre de causes qui varie peu ; c'est que le miasme typhique, dans les cas où elle se manifeste, peut obéir aux tendances inconnues qui le portent vers un système organique spécial, vers le système folliculeux intestinal.

Mais supposez une action pathogénique plus intense que celle qui agit dans les cas ordinaires de fièvre typhoïde ; supposez des causes accessoires qui viennent déranger l'effet normal de la cause principale ; supposez une altération préalable du sang et un appauvrissement de la constitution ; supposez, en un mot, tout ce qui existe d'éléments morbides divers dans une armée belligérante, et vous aurez la réunion des symptômes si variables qu'on observait chaque jour sur les typhiques de Crimée. Causes complexes, effets complexes. C'est si vrai que, selon la prédominance de l'une ou l'autre de ces causes, vous avez la fièvre typhoïde avec tous ses phénomènes cadavériques ; vous avez le typhus abdominal, pectoral, méningien, dans une même salle, chez des sujets voisins, sans qu'on puisse dire, malgré la prédominance de quelques symptômes, qu'ils sont atteints d'affections différentes, sans qu'on puisse indiquer où s'arrête la fièvre typhoïde, où commence le typhus. Le typhus abdominal diffère moins de la fièvre typhoïde qu'il ne diffère du typhus pectoral ou céphalique, et cependant, on n'a point songé à séparer spécifiquement ces trois formes de la même affection.

La plus grande difficulté consiste dans la présence ou l'absence de la lésion intestinale. Partout où nous trouvons l'altération des plaques folliculeuses et des ganglions mésentériques, nous voyons une fièvre typhoïde ; nous voyons un typhus lorsque les éléments anatomiques font défaut. Mais notre embarras est grand lorsque nous tombons sur des lésions indécises, peu profondes, car il en est ici comme des symptômes, — où commence la fièvre typhoïde, où s'arrête le typhus? C'est que, remarquons-le bien, cette intégrité de l'intestin dans le typhus n'est point aussi radicale en fait qu'en théorie; elle est rare, et le plus souvent, dans des cas non douteux, l'éruption dothinentérique était manifeste, quoique beaucoup moins prononcée que dans la fièvre typhoïde proprement dite. La ligne de démarcation entre ces deux maladies est donc souvent une affaire d'appréciation, à moins qu'on ne veuille faire jouer un plus grand rôle aux ganglions mésentériques et dire que dans la fièvre typhoïde ils sont toujours malades, jamais dans le typhus. Une telle assertion serait encore contraire à la vérité; et que de fois, en France, se trouvent réunis les caractères symptomatiques et anatomiques de cette fièvre, avec intégrité des ganglions du mésentère. Mais ces lésions, soit des follicules, soit des ganglions, si soigneusement décrites par tous les auteurs, ne peuvent-elles donc manquer sans que la fièvre typhoïde reste elle-même? Nous répondons oui, hardiment, et sans nous inquiéter des noms illustres qu'on peut opposer à notre assertion. La fièvre typhoïde est fréquente en Algérie, avec des caractères qui n'ont permis à personne de la méconnaitre, mais les lésions anatomiques qu'on y rencontre sont généralement moins profondes qu'en France; souvent on n'en trouve que des traces fugitives. Tous les praticiens qui ont vu la fièvre typhoïde dans des contrées méridionales ont fait la même observation, qui infirme cette assertion si formelle, établie sous la latitude de Paris.

Mais au nord même de l'Europe, ces lésions, que les Français ont considérées comme caractéristiques, manquent fréquemment aussi, puisque le professeur Magnus Huss n'a trouvé, à la clinique médicale de l'hôpital Séraphin de Stockholm, pendant douze années, que 48 pour cent des sujets décédés, atteints de gonflement des glandes de Peyer, et chez 24 pour cent l'ulcération de ces mêmes glandes. Et cependant le nom de Huss est une autorité dans la science ; il voit, lui aussi, des fièvres typhoïdes dans une grande capitale et dans un des grands hôpitaux de l'Europe.

Ces lésions, considérées comme caractéristiques, peuvent donc manquer, si quelque circonstance s'oppose à la localisation du miasme, ou porte son action soit au poumon, soit au cerveau, soit sur tout autre organe. C'est ce qui arrive en Crimée.

La fièvre typhoïde vient ordinairement frapper des sujets jeunes, vigoureux, vivant depuis peu de temps dans les conditions propres à sa manifestation. L'économie, vierge en quelque sorte, est donc parfaitement disposée à réagir contre l'agent toxique, et cet agent, circulant dans l'économie, tend à se localiser dans les tissus vers lesquels l'appelle une mystérieuse affinité. Qu'on ne nous accuse point ici de faire de l'abstraction et de la théorie ; le fait que nous qualifions de mystérieuse affinité appartient à l'observation, et la toxicologie nous montre, chaque jour, les agents inassimilables absorbés dans l'économie choisir leur voie d'élimination, d'ordinaire sur quelque point des grandes surfaces de rapport. Si rien ne vient faire obstacle à l'effort de la nature, l'agent typhoïque se localise dans un des éléments anatomiques de la surface intestinale, et c'est là que s'accomplissent les actes éliminateurs. Aussi, les symptômes, d'abord fébriles et généraux, tendent-ils à se localiser et l'on considère comme une affection intestinale ce qui n'est, en réalité, que la crise de l'affection. La fièvre typhoïde se juge dans les follicules intestinaux.

Mais il est loin d'en être de même dans le typhus des armées : dans l'immense majorité des cas, les sujets atteints sont débilités par des affections chroniques antérieures ; la diarrhée les épuise, ou la cachexie scorbutique indique l'altération profonde du fluide nutritif. Le modérateur des nerfs, le sang, fait défaut, et les phénomènes nerveux prennent un développement insolite : de là ce délire violent, sur-aigu, qui persiste souvent jusqu'aux derniers instants du malade. C'est encore à la désagrégation du sang qu'il faut attribuer ces éruptions rosées, pâles, qui offriraient une teinte pétéchiale si le liquide était moins appauvri. La dothinentérie n'a donc plus sa raison d'être si l'état général du malade s'oppose à toute localisation éliminatrice, et, par suite, les différentes périodes de la maladie, qu'indiquent la marche et les phases de ce travail éliminateur, sont naturellement supprimées.

Ce point une fois admis, toutes les différences entre la fièvre typhoïde et le typhus n'en sont que des corollaires. La sensibilité abdominale n'existe plus, dans cette dernière maladie, les selles diarrhéiques et le gargouillement des fosses iliaques, le ballonnement du ventre, tout cela manque. La marche de la maladie se modifie, il n'y a plus un travail d'inflammation, d'ulcération, de réparation, dont on peut indiquer à chaque instant les phases successives. La convalescence n'offre plus la même longueur, les mêmes dangers. En un mot, toutes les différences entre l'appareil symptomatique des affections typhiques comparées à la forme typhoïde dépendent d'un même fait: la différence du siége entre l'une et les autres. Dans la fièvre typhoïde le système folliculeux intestinal est profondément atteint, dans le typhus il ne l'est qu'accessoirement. Toutes ces difficultés disparaîtraient si, au lieu d'employer ces expressions de fièvre typhoïde et typhus, on disait typhus folliculeux, intestinal, pulmonaire, méningien, etc., qui ne sont que des formes ou des localisations différentes d'un même principe morbide.

On ne saurait ici méconnaitre l'influence des mots, puisqu'ils servent à mieux préciser les idées.

De cette longue discussion nous tirons les conclusions suivantes :

1° Les affections typhiques, caractérisées par la stupeur, forment une division dans la classe des intoxications miasmatiques.

2° Le miasme humain, dégagé dans certaines circonstances, et particulièrement dans les grands rassemblements d'hommes, détermine des états pathologiques, identiques quant à leur nature, mais infiniment variables dans les formes, en raison des causes accessoires qui viennent modifier l'action de la cause principale.

3° Les médecins qui ont déclaré non-identiques le typhus et la fièvre typhoïde, en se basant sur les faits observés à l'armée d'Orient, n'ont point assez spécifié en quoi ces diverses formes morbides pouvaient différer ou se ressembler; ils n'ont point assez tenu compte des deux éléments essentiels de toute maladie: le fond et la forme.

4° Des causes accessoires, groupées autour de la cause essentielle, déterminent la plus grande part des différences qu'on signale entre ces deux sortes d'expressions pathologiques: typhus et fièvre typhoïde.

5° Les altérations anatomiques observées en France et déclarées essentielles à l'existence de la fièvre typhoïde, ne s'observant pas partout avec la même constance, ne sont donc pas des caractères absolus de cette affection.

6° La différence dans la localisation entraîne des différences nécessaires dans la symptomatologie, la marche de la maladie et les lésions anatomiques.

7° Le typhus et la fièvre typhoïde sont *probablement* des affections dont le fond est identique, mais ils diffèrent par la forme. La question de fond ne peut être complétement résolue que par la connaissance de l'agent producteur de la fièvre typhoïde.

Le typhus peut-il se déclarer sans maladie antérieure?

Un auteur justement célèbre, Hildenbrand, a établi que le typhus n'est jamais une maladie primitive, mais bien le résultat d'une autre maladie. Il ne désigne pas l'affection primitive. Examinons en deux mots, si cette vague assertion est l'expression des faits.

Indépendamment des affections typhiques, notre armée a été soumise, pendant son séjour en Orient, au choléra, aux diarrhées et dysenteries, au scorbut; si le typhus, envisagé comme épidémie, doit succéder à une autre maladie, voyons à laquelle?

La grande épidémie cholérique, qui a envahi l'armée peu après son arrivée, a été suivie d'une épidémie de fièvre typhoïde, à tel point que, vers le déclin de la maladie, il s'établissait une remarquable transformation entre les phénomènes propres à chacune des deux maladies. Cependant personne, en ce cas, n'a songé au typhus; c'est qu'alors, en effet, notre armée n'avait point encore été exposée aux conditions fâcheuses qui firent, plus tard, éclater ce redoutable fléau. On n'a donc saisi aucun lien entre ces deux affections.

A la suite des diarrhées, nous voyons fréquemment éclater des phénomènes typhiques chez des sujets réduits à la dernière extrémité, mais ces phénomènes ne sont guère que des formes de la terminaison fatale du flux intestinal. Cependant, le typhus est, le plus souvent, exempt de diarrhée, et cette dernière affection est loin d'avoir augmenté d'intensité pendant le règne du typhus; enfin, bon nombre de typhiques sont atteints sans jamais avoir eu de diarrhée antérieure. Mais pour le scorbut, c'est bien différent, et plus d'un médecin considère le typhus comme une conséquence de cette affection, établissant une véritable filiation entre l'une et l'autre formes morbides. Cette opinion nous semble parfaitement inexacte ; en voici nos raisons : les deux épidémies ont sévi à la fois, mais leurs périodes d'intensité n'ont pas été concordantes. De nombreux sujets sont atteints de typhus et n'ont jamais eu de scorbut. On aurait tort de croire, dans ces cas, que les sujets atteints ont, du moins, absorbé des miasmes scorbutiques ; à l'hôpital spécial des officiers il n'y a point eu de scorbut, on y a cependant constaté de nombreux cas de typhus, dont quelques-uns contractés à l'hôpital même.

Le typhus peut donc naître et se développer de toutes pièces chez un individu bien portant. Il peut être primitif, et ne réclame nullement l'existence d'une maladie antérieure.

Traitement.

Tous les praticiens ont observé que, pendant la durée de certaines épidémies de fièvre typhoïde et vers le déclin de toutes, les malades guérissent presque toujours ; que dans d'autres épidémies, au contraire, toutes les médications échouent ; que dans d'autres, enfin, la thérapeutique, sous des formes variées, trouve d'heureuses applications. Ces différentes circonstances se sont présentées pour le typhus de l'armée d'Orient. Nous avons vu de longues séries de typhiques guérir, dans tous les services, par les méthodes les plus diverses et par la simple expectation ; nous en avons vu, dans d'autres conditions, fatalement voués à la mort, quel que fût le traitement employé, quelle que fût l'énergie avec laquelle on l'appliquât.

En présence de ces faits, qui nous avaient depuis longtemps

frappé, nous avons constamment borné notre thérapeutique aux agents les plus simples, en nous adressant surtout aux symptômes. Le typhus est le résultat d'une infection miasmatique, dont l'action se porte en partie sur l'intestin, il faut donc expulser ce miasme, ou du moins favoriser son évacuation; voilà l'indication des purgatifs. L'abdomen est douloureux; il faut calmer cette douleur par des topiques émollients ou narcotiques; enfin, des troubles encéphaliques se manifestent, et l'observation empirique a reconnu aux opiacés des avantages contre les désordres de ce genre. Il y a oppression des forces, et cette faiblesse relative indique l'emploi des stimulants diffusibles. Quelques purgatifs au début, des potions opiacées, des cataplasmes émollients ou des embrocations huileuses sur l'abdomen forment donc la base de notre médication, à laquelle nous ajoutons parfois, suivant les circonstances, le camphre, le musc ou l'acétate d'ammoniaque.

Dans le typhus pectoral nous avons quelquefois recouru avec succès aux émissions sanguines, locales ou générales; plus souvent au tartre stibié, au kermès, aux vésicatoires. Dans les états typhiques nous avons presque toujours fait de l'expectation, et la terminaison a été rarement funeste.

Lorsque la première période a pu être enrayée, souvent il ne reste plus à combattre qu'une adynamie profonde, jointe à une grande irritabilité des voies gastriques. Nous avons alors recours à une alimentation progressivement réparatrice, au quinquina, aux vins généreux ou à certains vins médicamenteux, et, par dessus tout, nous donnons, autant que possible, de l'air pur à profusion.

Nous n'avons pu, ainsi qu'on l'a vu plus haut, nous résoudre à admettre la non identité de nature entre le typhus, l'état typhique et la fièvre typhoïde; mais c'est surtout par la thérapeutique que peut s'établir l'identité de ces diverses formes morbides. *Naturam morborum ostendit curatio.* Nous avons rencontré les mêmes indications dans bien des cas que les uns auraient appelé typhus, auxquels d'autres auraient appliqué la dénomination de fièvre typhoïde, et nous ne pensons pas qu'au lit du malade personne ait jamais été arrêté par cette division plus scolastique que pratique. Nous savons que, pour plusieurs médecins, l'absence de lésions intestinales dans le typhus est une indication d'administrer plus sûrement les purgatifs, puisqu'on n'a point alors à redouter les accidents qui peuvent résulter de la perforation d'une ulcération intestinale ; mais les statistiques comparatives nous montrent, cependant, la méthode évacuante, dans les fièvres typhoïdes, comme une de celles qui comptent le plus de succès ; et en n'employant cette méthode que pendant la première période, dans l'une et l'autre maladies, on peut toujours agir avec une grande sécurité.

Le typhus débute, souvent, par des accès de fièvre vespériens, rémittents, ou franchement intermittents. La maladie ne devient continue qu'après 3, 4 ou 5 jours. Ce mode de début semblait tellement indiquer le sulfate de quinine qu'il est peu de médecins qui ne l'aient administré, quelle que soit, d'ailleurs, leur manière d'envisager ces fièvres à marche intermittente. Mais l'utilité réelle, dans le typhus, de ce précieux agent, nous semble loin d'être démontrée. Dans les nombreuses circonstances où nous l'avons employé, à la dose d'un gramme pendant 5 à 6 jours, la marche nous a paru sensiblement la même que dans des cas, semblables en apparence, où nous avions recours à une autre médication. Il convient, cependant, de reconnaître que dans quelques circonstances, la maladie débutante a été enrayée par le sulfate de quinine ; — l'intermittence a disparu et la continuité ne s'est point établie. Mais, alors, avions-nous bien affaire à des typhus débutants? A une période plus avancée de la maladie, le sel quinique a été, généralement abandonné ; mais dans les cas où nous avons crû devoir tenter son action pendant toute la durée de la maladie, nous n'avons obtenu aucun succès que nous osions lui attribuer.

Le grand nombre des malades que nous avions à visiter chaque jour ne nous a point permis de tenter, à l'armée d'Orient, la méthode des affusions froides dont on obtient tant de succès dans certaines épidémies de fièvre typhoïde de France.

Dans ce court aperçu thérapeutique nous n'avons pas eu la prétention de tracer une voie au praticien qui pourrait se trouver dans les mêmes circonstances que nous, et surtout de lui donner un modèle à suivre ; nous n'avons eu d'autre pensée que celle d'indiquer, à grands traits, les bases générales de notre thérapeutique, sans y comprendre les innombrables variétés de traitement que peut réclamer chaque cas particulier. Nous pouvons, cependant, ajouter que la méthode adoptée par nous, diffère bien peu de ce qui était fait par le plus grand nombre des médecins de l'armée, et que le chiffre élevé des malades qui passaient journellement sous nos yeux, ne nous laissait pas toujours le loisir de satisfaire à chaque indication particulière. — On se fait difficilement l'idée d'un service de deux à trois cents malades graves, qu'on nous enlevait dès qu'ils pouvaient supporter le transport, pour les remplacer par d'autres, qu'on ne nous laissait pas plus le temps d'étudier.

En résumé, et c'est triste à dire, si le typhus des armées est aujourd'hui mieux connu qu'il ne l'était avant la guerre, la partie essentiellement importante, la thérapeutique, nous paraît y avoir bien peu gagné ; mais si nous voulons sortir des bornes étroites d'une pratique individuelle, pour nous élever à l'examen des grandes mesures hygiéniques, dont l'exécution appartient aux autorités militaire et administrative, mais dont la conception est due toute entière aux chefs du service médical, nous voyons le fléau cesser comme par enchantement ses ravages dès qu'on espace les troupes, dès qu'on change fréquemment les campements, avant qu'ils s'infectent, dès qu'on augmente la ration de vin du soldat, dès que les malades sont isolés, et placés deux par deux sous des tentes destinées à 16 hommes, — hors de ces baraques-hôpital, dont le sol et les murs s'étaient profondément imprégnés du miasme générateur du typhus. — Mais ces importantes considérations d'hygiène générale nous entraîneraient en dehors du cadre dans lequel il convient de nous renfermer.

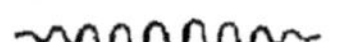

DIARRHÉES

ET DYSENTERIES.

Les affections intestinales ont été généralement d'une extrême gravité, et le plus grand nombre des malades guéris n'a pu reprendre son service sans avoir, au préalable, été passer sa convalescence en France. Au printemps, cependant, on a pu observer quelques diarrhées éphémères, survenant principalement chez des hommes déjà atteints d'autres maladies; le plus souvent, au contraire, cette affection débutait avec une telle intensité qu'on pouvait dès l'invasion, considérer les malades comme fatalement voués à la mort, et que les médications les plus énergiques et les plus variées ne modifiaient en rien sa marche.

Les dysenteries ont été rares, relativement aux diarrhées; mais, au point de vue clinique, nous ne saurions guère différencier ces deux affections qui se confondent fréquemment: les diarrhées devenaient dysenteries; celles-ci passaient à l'état de simples diarrhées, sans que rien fût changé dans la nature du mal; chez un certain nombre de malades, les selles étaient alternativement séreuses et sanguinolentes. Ce ne sont donc que des degrés différents d'une même maladie, à laquelle les mêmes causes donnent naissance. Le traitement en diffère peu, mais le pronostic est d'autant plus grave que le sang paraît plus longtemps et plus abondamment dans les excrétions. Les dysenteries proprement dites ont surtout sévi pendant la saison des chaleurs.

Ces affections ont conservé, pendant toute la durée de la campagne, une telle prédominance, que les diarrhéiques ont constamment été le fond de nos salles d'hôpitaux. Elles ont presque constamment débuté sous forme chronique; cependant, au milieu des chaleurs de l'été, nous avons observé un plus grand développement de diarrhées aiguës, qui cédaient avec bien plus de facilité aux agents employés pour les combattre. La forme lientérique a été vue fréquemment, tant en Crimée qu'à Constantinople.

L'étiologie de ces maladies ressort des conditions dans lesquelles vivaient nos troupes en Crimée; leurs symptômes, leur marche n'offrent rien à noter qui n'appartienne à toutes les diarrhées chroniques; mais il convient de s'arrêter un instant sur leurs modes de terminaison, soit par la santé, soit par la mort. Dans le premier cas, les selles, qui avaient pu s'élever jusqu'à 30 ou 40 par jour, diminuent graduellement et avec lenteur, ou se suppriment presqu'entièrement dans l'intervalle de quelques jours. La nature des excrétions subit alors d'importantes modifications. Si les matières étaient sanglantes, elles deviennent d'abord sanguinolentes, se mêlent à la bile, au mucus, à la sérosité; les flocons albumineux que les malades qualifient du nom de *graisse*, nagent plus abondamment dans la matière liquide, pour diminuer bientôt et disparaître à leur tour, lorsque toute exsudation sanguine a cessé. Les selles deviennent, alors, presqu'exclusivement séreuses. Puis la sécrétion bilieuse, qui avait souvent marqué le début de la maladie, reparaît avec quelqu'intensité; les malades font, disent-ils, de la bile pure; mais bientôt ce produit lui-même reprend dans les excrétions alvines ses proportions normales; les résidus alimentaires accusent une forme plus déterminée, mais on les voit quelquefois encore couverts de stries sanguinolentes, de bandelettes fibrineuses et d'une couche plus ou moins épaisse de mucus. L'hypérémie de la muqueuse intestinale survit à tout phénomène phlogistique et la sécrétion exagérée est le dernier symptôme de la maladie passée à l'état de convalescence.

Pendant que s'opère cette heureuse transformation, l'état général suit les phases de l'amélioration locale. Les rides profondes qui sillonnaient le front et la commissure des lèvres s'effacent; la teinte terreuse de la peau fait place à la coloration naturelle à l'individu; une tendance à l'*engraissement* reparait; l'appétit renaît et la faim devient quelquefois vorace; mais le retour des forces ne s'effectue qu'avec une extrême lenteur.

Si la terminaison doit être funeste on observe, en sens inverse, la même succession de phénomènes; l'abolition des forces est un des premiers symptômes observés; mais l'appétit se conserve jusque dans les dernières périodes de la maladie: des moribonds demandent encore à manger, mais alors c'est plutôt une sensation factice qu'un besoin réel; si l'on satisfait à ce *caprice* de malade, il arrive souvent que la vue seule de l'aliment lui ôte toute envie d'y toucher. Cependant, nous avons vu quelques malheureux voués à une mort prochaine qui, non contents de la demi-portion qui leur était accordée, malgré la gravité de leur état, rassemblaient chaque jour le peu de forces qui leur restait pour aller soustraire à leurs voisins les aliments qu'on venait de leur distribuer.

Les portions supérieures du tube digestif, restent, le plus souvent, étrangères aux désordres qui siégent dans les portions inférieures; quelquefois, cependant aussi, le mal se transmet, par continuité, à l'intestin grêle et à l'estomac, et les aliments, franchissant ces canaux comme un tube inerte, arrivent indigérés dans les gros intestins. C'est ainsi que la lientérie signale souvent la terminaison funeste des affections intestinales.

Dans les flux diarrhéiques et dysentériques la convalescence est longue, difficile, hérissée de dangers; mais, lorsque l'issue doit être malheureuse, la mort se fait longtemps attendre, et le malade ne succombe qu'après avoir lentement parcouru toutes les phases du dépérissement, au milieu d'alternatives d'espoir et de découragement. Les facultés intellectuelles et affectives se conservent jusqu'à l'agonie, et la mort ne survient que par l'extinction de toutes les forces organiques. Si, dans les derniers jours de la vie, des phénomènes typhoïdes se déclarent, c'est le résultat de l'intoxication du malade par ses propres sécrétions.

Nous avons trouvé, à l'autopsie, de nombreuses et intéressantes altérations. On reconnait, à l'extérieur, le cadavre d'un diarrhéique aux rides nombreuses qui sillonnent son corps, mais surtout le front, les tempes, les lèvres, le menton; ces rides, si caractéristiques pendant la vie, n'ont point disparu après la mort. La peau de l'abdomen, collée à la colonne vertébrale, est sèche, rugueuse, souvent parsemée d'écailles furfuracées. La teinte générale du corps est grisâtre.

A l'intérieur, les phénomènes essentiels de la maladie s'observent tous dans la masse intestinale, ou rayonnent dans les organes qui sont en connexion avec elle. Au dessus de l'estomac, il n'y a rien; ce viscère lui-même est, le plus souvent, dans un état d'intégrité qui explique la persistance de l'appétit pendant toute la durée de la maladie. Au niveau de l'intestin grêle commencent à circuler quelques vaisseaux arborisés ou pointillés de rouge, qui n'indiquent encore qu'un simple état d'hypérémie.

Cependant, plus on avance vers les parties inférieures de

ce canal, plus les lésions inflammatoires se caractérisent. Les arborisations se multiplient et forment bientôt un réseau inextricable qui, lui-même, ne tarde pas à se perdre dans une masse uniformément rouge. Dans les dernières divisions de l'intestin grêle apparaissent des ulcérations, dont les bords aplatis, vermeilles, sont plus larges que le fond, qui repose tantôt sur la membrane musculaire, tantôt sur le feuillet séreux. Ces ulcères sont accompagnés d'une légère hypertrophie des tissus, ne ressemblent nullement à l'action de l'emporte-pièce, et semblent plutôt résulter d'une corrosion du dedans au dehors. Leur nombre, ordinairement limité, devient quelquefois considérable; ils sont, en quelque sorte, confluents. Arrivant au gros intestin la scène change, et tous les phénomènes ont revêtu un caractère plus grave. Les membranes sont épaissies, distendues par la sérosité et par l'interposition d'une sorte de lymphe plastique; leurs éléments sont confondus, d'un aspect lardacé, au milieu duquel un examen attentif fait seul reconnaître quelques fibres musculaires déviées de leur position normale. Plus on descend dans l'intestin, plus ces lésions acquièrent d'intensité. La continuité de la muqueuse est interrompue par de larges plaques ulcéreuses, d'un aspect tout à fait différent de celles que nous avons observées dans l'intestin grêle; elles comprennent souvent toute l'épaisseur des membranes, moins la séreuse qui en garnit le fond, et semblent taillées à pic; elles indiquent le contact des tissus avec un agent corrodant, comme le ferait l'action directe d'un caustique.

La coloration des tissus est variable selon la nature des liquides exsudés. Est-ce une simple sérosité? La muqueuse, en dehors des ulcérations, est d'un jaune citrin, d'un aspect humide. Est-ce une exsudation fibrineuse? La muqueuse est blanchâtre, opaline, garnie d'une couche de stries qui viennent revêtir la surface des excrétions solides s'il s'en trouvait, ou se mêler aux liquides. Enfin, dans la dysenterie, la muqueuse est d'une coloration rouge noirâtre d'autant plus intense que l'état était plus grave. La section des membranes par le scalpel montre que le liquide s'est infiltré dans leur tissu, de sorte que le gros intestin tout entier n'a plus d'autre aspect que celui d'une masse pulpeuse, sanguine, dont la capacité est diminuée par l'hypertrophie concentrique de ses propres enveloppes.

Quant aux matières contenues, leur aspect n'est pas moins variable, quant à la coloration et au degré de consistance; elles sont, d'ailleurs, ce qu'on les a vues pendant la vie.

Si nous examinons, maintenant, les rapports qu'ont entre eux les divers viscères contenus dans la cavité abdominale, nous les voyons pelotonnés, réunis par une exsudation plastique qui rend les mouvements de glissement ou difficiles, ou impossibles; cette exsudation, modification de la sécrétion normale du péritoine, peut avoir assez de consistance pour prendre l'aspect pseudo-membraneux. Les ganglions mésentériques sont noirs, hypertrophiés, indurés; on y rencontre souvent des concrétions tuberculeuses.

La rate est molle et diffluente; l'état du foie est variable, le plus souvent le sang qui s'en écoule manque de consistance, et est fortement coloré par la bile; d'autres fois la sécrétion semble tarie, on ne trouve dans l'organe qu'un peu de sang fluide; tantôt ce viscère a conservé son développement normal, tantôt il a subi un commencement d'atrophie et de dégénérescence cirrhosique.

Traitement.

Il est peu de maladies dont le traitement nous semble plus difficile que celui de la diarrhée, car de nombreux états morbides viennent se ranger sous cette appellation banale, et chacun d'eux présente ses indications thérapeutiques. Si l'on réfléchit, en effet, que la diarrhée peut résulter d'une supersécrétion des follicules muqueux, d'une transsudation séreuse de la membrane, d'une inflammation qui vient mêler au mucus et au sérum certains des éléments plastiques du sang; qu'elle peut avoir pour siége chacune des divisions du tube intestinal, en affecter une ou plusieurs, même les affecter toutes; qu'elle peut résulter de différents états pathologiques du foie, peut-être du pancréas, on comprend combien il importe de ne laisser aucun symptôme inexploré, et que de leur groupement seul, peut découler la connaissance du siége et de la nature du mal.

Si nous songeons encore que la diarrhée des camps est probablement aussi le résultat d'une infection miasmatique inconnue, nous trouvons là une nouvelle source de complications. Ajoutons, enfin, que cette étude clinique, que nous considérons, en principe, comme si importante, peut se faire dans une pratique peu étendue, mais devient tout à fait impossible lorsque l'attention doit se partager entre deux ou trois cents malades.

Ces considérations suffisent, il nous semble, pour rendre compte de l'extrême mortalité qui s'attache aux flux intestinaux partout où se trouve une agglomération considérable d'individus, qui ont toute autre chose à faire qu'à songer à leur hygiène.

Au début de la diarrhée, les purgatifs nous paraissent plus spécialement indiqués, mais nous recevions, en Orient, peu de maladies à leur début, et les désordres étaient déjà graves lorsque les malades arrivaient de Crimée à Constantinople; nous étions donc, le plus souvent, dans l'impossibilité de recourir à ce mode de traitement. Cependant, lorsqu'il semble encore convenable de s'adresser aux purgatifs, à une époque plus avancée de la maladie, c'est alors que la nature des excrétions doit guider sur le choix du médicament à employer. La diarrhée muqueuse réclame surtout les purgatifs salins, dont l'action est rapide, passagère, s'étend à toute la surface intestinale, et ne laisse aucune irritation à sa suite. Nous donnons la préférence, sans motifs bien sérieux d'exclusion, aux sulfates de soude ou de magnésie, à dose variable de 30 à 50 grammes.

Si les excrétions alvines sont tachées de sang et paraissent dues à une irritation de la muqueuse, nous prescrivons surtout la manne ou l'huile de ricin.

Lorsque ces sécrétions, soit séreuses, soit muqueuses, semblent liées à un état d'atonie des voies digestives, circonstance des plus fréquentes, nous recourons volontiers à la rhubarbe, dont l'action est à la fois purgative et tonique. Les effets de ce médicament, localisés surtout vers le duodenum, indiquent également son emploi dans les diarrhées bilieuses, résultant d'une supersécrétion hépatique. Dans ces cas, aussi, le calomel trouve d'utiles applications.

Mais la période de début n'a pas une longue durée, et si l'on n'a pu attaquer la maladie en temps opportun, l'emploi des purgatifs est rarement indiqué.

Les diarrhées de l'armée d'Orient ont pour caractère dominant de s'accompagner d'une extrême faiblesse; ce sont, presque toujours, des diarrhées adynamiques. Il faut surtout les combattre par un traitement tonique général, une alimentation légère, mais substantielle, des vins généreux, des frictions sur la peau, soit sèches, soit à l'aide de liquides stimulants. Nous avons tous observé combien ces diarrhéiques supportent une alimentation qui semblerait hors de toute proportion avec l'état général de leurs forces; en agissant avec prudence et d'une manière progressive on peut facilement arriver à donner le quart, et même la demi-portion, sans redouter aucune aggravation. On peut admettre en principe que les diarrhéiques qu'on nourrit, guérissent dans une proportion bien plus grande que ceux qu'on maintient à un régime sévère. Le malade n'a-t-il pas besoin de réparer ces pertes incessantes et prodigieuses qu'entraînent après elles 15, 20 selles et plus, par jour? C'est dans sa propre substance qu'il doit puiser la matière de ces évacuations si elle ne vient, en partie, du dehors. La seule précaution indispensable est de n'accorder que des aliments de facile digestion, qui nourrissent sans fatigue pour les organes destinés à leur élaboration.

Le traitement local, dont l'importance nous paraît secondaire, comprend les tisanes et des médicaments proprement dits, par l'une ou par l'autre voie.

Le choix des tisanes, qui n'agissent guère que par leur véhicule, nous semble assez peu important; les malades se lassent vite de celle qui leur est prescrite, et nous ne voyons aucun inconvénient à la varier en raison de leur goût. Nous recommandons, toutefois, de n'en faire qu'un usage modéré, et de ne point gorger l'économie de liquides qui ne profitent qu'aux sécrétions, sans autre bénéfice pour la vie organique. La tisane de riz gommé, grâce à son emploi traditionnel, est la plus souvent prescrite.

Les médicaments proprement dits appartiennent surtout à deux ordres: les astringents et les opiacés, soit unis, soit isolés. Le cachou, sous forme de teinture, et le ratanhia, sont les astringents les plus usités, et je donne la préférence au premier, sans motifs bien sérieux,—de 4 à 8 grammes de teinture dans une potion opiacée. Cependant, il faut en convenir, les astringents, si bien indiqués dans les diarrhées séreuses et asthéniques, ont beaucoup moins bien réussi en Orient qu'en France et en Algérie, et nous avons plusieurs fois renoncé à leur emploi, en quelque sorte banal, pour y revenir lorsque nous espérions quelque modification dans la constitution médicale. Nous avons vu, le plus souvent, malgré l'emploi prolongé que nous en faisions, la maladie suivre sa marche sans qu'ils lui impriment la plus légère déviation. C'est surtout dans l'emploi de ces agents qu'il faut, avant tout, s'assurer de la nature et de la forme de la maladie à combattre.

Dans les flux hémorrhagiques graves nous avons, dans quelques cas rares, recouru au perchlorure de fer; dans une seule circonstance nous avons reconnu à cet agent une efficacité réelle: nous lui avons dû le salut du malade.

Nous avons essayé, pour y renoncer bientôt, les lavements à l'azotate d'argent et au sous-acétate plombique; cependant ils pourraient trouver d'utiles applications dans des cas d'ulcérations intestinales bien limitées.

Dans les diarrhées muqueuses, nous avons souvent administré avec avantage les demi-lavements albumineux,—blancs d'œufs délayés dans un véhicule approprié. Le phénomène de la coagulation de l'albumine explique suffisamment son mode d'action.

Arrivons aux opiacés. Ce sont toujours, dans la plupart des affections intestinales, les agents auxquels on a le plus largement recours, et nous leur accordons une préférence marquée sur tous les autres. Les opiacés ne guérissent pas toujours, bien loin de là, et nous avons, personnellement, de nombreux insuccès à leur reprocher, mais leurs avantages sont néanmoins incontestables; leur emploi n'exclue aucune autre méthode de traitement et peut venir en aide à la plupart d'entre elles. Si par eux-mêmes ils ne guérissent pas toujours, du moins peut-on affirmer que leur action est rarement nuisible lorsqu'ils sont convenablement maniés. C'est déjà quelque chose, mais il y a mieux que cela : ils agissent toujours favorablement sur l'élément *douleur*, et lorsque rien ne fait espérer une issue favorable de la maladie, n'est-on point heureux d'apaiser les souffrances et de diminuer à l'agonisant l'amertume de ses derniers instants ?

Lorsque la peau de l'abdomen est sèche, aride, nous faisons parfois des frictions avec l'huile d'amandes douces ou l'huile de camomille camphrée ; lorsque la douleur est vive et indique une irritation profonde, nous recourons aux cataplasmes ou aux fomentations émollientes. Enfin, nous avons souvent combattu avec succès une douleur circonscrite à un point quelconque de l'abdomen, par l'application d'un vésicatoire volant ou d'un sinapisme.

Nous ne parlons point des émissions sanguines : nous n'en avons jamais faites, et peu de médecins y ont eu recours.

Dans les diarrhées accompagnées de phénomènes nerveux, et celles-ci se sont vues fréquemment à l'armée d'Orient, chacun de nous a pu obtenir quelques succès par le sous-nitrate de bismuth, employé à des doses très-variables, mais toujours fort élevées. Quant à l'emploi de cet agent contre les diarrhées *en général*, nous pouvons affirmer n'en avoir retiré aucun avantage, et rien ne nous a paru justifier la vogue extrême dont ce médicament a joui pendant une partie de la campagne. Mais cet engouement se dissipa, et vers la fin de la guerre on avait presqu'entièrement cessé de le prescrire.

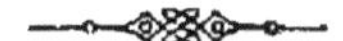

SCORBUT.

Le scorbut commença à sévir sur l'armée de Crimée dans le cours de l'hiver 1854 — 1855, mais seulement après le mois de décembre, par conséquent, plusieurs mois après l'ouverture des hostilités; cependant, ses ravages diminuèrent si notablement au printemps que dans une note sur notre service en mars 1855, le scorbut ne figure point au nombre des maladies que nous avons eues à traiter et qui sont toutes désignées nominalement. En avril il reparaît; en juin il a fait d'immenses progrés, et voici ce que nous trouvons dans nos notes relatives à ce mois: « Le scorbut, qu'il nous est permis d'observer sur une si large échelle, est une maladie générale qu'il est plus facile de caractériser par ses symptômes que par sa nature. En effet, nous appliquons ce nom à l'ensemble des phénomènes suivants: hémorrhagies des muqueuses; gonflement, teinte livide, fétidité et ulcération des gencives; induration et gonflement douloureux des membres, surtout inférieurs; taches rosées circonscrites, disséminées sur la surface du corps; éruptions variées; faiblesse générale; répugnance à toute espèce de mouvements, qui sont toujours suivis de dyspnée et d'étouffement. »

Dans la dernière moitié de juin, le scorbut redouble d'intensité et change un peu de caractère. Les symptômes dominants sont, comme dans le cours de l'hiver, l'engorgement et l'induration des membres, surtout des membres inférieurs;

de larges ecchymoses qui couvrent une partie plus ou moins étendue des ces appendices; des pétéchies et un développement hémorrhagique des bulbes pileux; quelquefois des ulcères. Mais la gengivite est parfois d'une extrême gravité : nous avons vu les gencives tellement gonflées et ramollies qu'elles cédaient et se déchiraient sous la pression du nitrate d'argent destiné à les cautériser. A la même époque, dans un rapport de M. Thomas, médecin en chef, sur des circonstances propres à deux services de notre hôpital on lisait: « Ces deux médecins (MM. Grellois et Netter), signalent la réapparition de ce scorbut qui avait semblé sur le point de disparaître; ils s'accordent à reconnaître que les gencives sont plus généralement et plus gravement malades que dans le scorbut qui à sévi pendant l'hiver dernier. »

Dans une note suivante nous trouvons cette phrase : « Disons seulement que le scorbut du mois de juillet, qui occupe plus de la moitié de nos salles, est caractérisé par des suffusions sanguines extérieures moins étendues encore que dans les mois précédents; par des hémorrhagies des membranes muqueuses plus fréquentes et plus abondantes; par des altérations plus profondes des gencives et de la membrane buccale. Chez certains scorbutiques les phénomènes de nutrition s'accomplissent encore avec activité; en dehors des phénomènes locaux, l'état général est bon, l'appétit a conservé toute son intégrité, le jeu de toutes les fonctions est régulier. Chez d'autres, au contraire, on remarque un affaiblissement profond, la flaccidité et la bouffissure des chairs, la perte de l'appétit, une sorte d'insensibilité morale. »

En août, les diarrhées sont toujours graves et entraînent la plus grande mortalité. Le scorbut, au contraire, en atteignant un nombre plus considérable d'individus et frappant une portion notable de l'armée, perd en même temps de sa gravité; les ulcérations des gencives sont plus rares et moins étendues; les ecchymoses et l'induration des membres suivent la même marche, c'est-à-dire perdent également de leur intensité.

Enfin, nous franchissons toutes ces alternatives mensuelles dans la marche de la maladie ; nous arrivons en mai 1856 et nous lisons ceci : « Le scorbut sévit largement encore ; il mérite peu, cependant, de nous occuper aujourd'hui. Il est en voie sensible de décroissement : les gencives sont à peine malades ; les suffusions sanguines des membres perdent chaque jour de leur intensité. Le symptôme dominant consiste en douleurs dans les jambes, mais que de fois il est simulé par le désir ardent de rentrer en France ! »

En résumé, dans le cours de cette épidémie, nous avons vu prédominer, parfois, l'affection des gencives ; parfois le gonflement et l'ecchymose des membres ; parfois enfin, la marche, soit ascendante, soit descendante, de ces deux phénomènes a été concomitante.

Nous sommes, ici, en opposition avec plusieurs médecins distingués de notre armée, qui pensent que l'affection des membres a été constamment prédominante et que cette circonstance a imprimé un cachet tout particulier à notre scorbut, comparé à toutes les épidémies connues. Mais en admettant comme vraie la rareté des gengivites comparées à l'affection des membres inférieurs, qu'aurait donc ce fait d'insolite et de contraire à l'observation générale ? — Ouvrez les historiens du scorbut, et ils vous diront que le scorbut de mer est caractérisé par la première de ces lésions, tandis que la seconde appartient plus en propre au scorbut de terre.

Mais nous entendons se récrier contre cette division surannée, dont la science a fait justice. Il n'y a qu'un scorbut, quelque soit l'élément sur lequel il se manifeste. D'accord, mais il en ressort, du moins, que dans certaines épidémies, le mal des jambes a prédominé, et le mal des gencives dans d'autres.

On pourrait, il est vrai, donner comme preuve à l'appui de cette assertion, que les hôpitaux militaires de France ont reçu, depuis la guerre, un grand nombre de scorbutiques venant de Crimée, chez lesquels les jambes seules étaient malades et les gencives saines. Le fait est, jusqu'à un certain point, vrai; mais que prouve-t il? Les gengivites ont toujours cédé, nous le verrons tout à l'heure, avec une plus grande promptitude que les engorgements ecchymotiques des membres; et lorsque de graves complications sont venues compromettre le malade, des phénomènes mortels se sont plus fréquemment déclarés à la bouche qu'aux jambes. Comment donc verrait-on dans les hôpitaux de France de nombreuses gengivites de Crimée, puisque ceux qui les portaient sont ou guéris ou morts? — Nous reviendrons encore sur ce sujet.

Mais nous avons dit que le fait de la rareté des gengivites criméennes en France n'était vrai que jusqu'à un certain point. En effet depuis le retour de l'armée d'Orient, nous avons reçu dans nos salles plusieurs gengivites contractées en Crimée.

Disons, pour en terminer sur ce point, que l'existence du scorbut des jambes est tellement peu spéciale à l'armée de Crimée, que notre savant confrère, M. Scoutetten, a bien voulu nous montrer un cas semblable contracté à l'hôpital de Metz, chez un militaire qui n'a fait campagne qu'en Afrique.

Quant aux phénomènes consécutifs, ils ont été, dans cette épidémie, tels que Lind les décrivait, il y a 103 ans, dans les lignes suivantes: « Dans la seconde période de la maladie, les tendons des muscles fléchisseurs de la jambe sur la cuisse se retirent; le genou devient enflé et douloureux, et le malade perd l'usage de ces parties. On observe d'assez bonne heure une roideur dans les tendons et une faiblesse de genoux, qui se terminent généralement par le retirement de la jambe et par l'enflure de l'articulation (page 218). » N'est-ce pas là cette variété du pied bot pour laquelle on a tout récemment créé l'expression de *pied bot phalangien ?*

Disons encore que l'appropriation de ces cas au scorbut nous a paru reposer, le plus souvent, sur une erreur de diagnostic, ou tout au moins sur un défaut d'analyse. Ces cas de rétraction ne se rattachent qu'incidemment au scorbut, et lorsqu'on les observe primitivement et malgré l'absence de tous les caractères essentiels, de l'affection scorbutique, altération des gencives, gonflement des membres, hémorragies sous-cutanées ou sous-épidermiques, il faut convenir que ce serait aller trop loin que d'en faire une conséquence du scorbut. On les a observés avec ou sans cette affection ; ces deux états peuvent se compliquer ou exister isolément ; ce n'est qu'une simple coïncidence.

Voici l'opinion que nous exprimions à ce sujet en 1854 *.

« Un état fréquent, et que plusieurs médecins distingués n'ont point osé séparer de la gelure, est ce que nous avons désigné sous le nom d'*acrodynie*. Pour justifier cette distinction, il nous semble donc important de fixer le diagnostic différentiel de ces deux états, qui offrent, évidemment, une grande analogie, si l'on se borne à l'examen local des parties affectées. Établissons donc tout d'abord que la gelure, telle que nous avons eu occasion de l'observer et que nous venons de la décrire, se borne à des accidents locaux, à l'exception de quelques phénomènes d'irritation gastro-intestinale qui accompagnent presque toujours le troisième degré, et apparaissent surtout pendant la période d'élimination de l'escarre gangréneuse. . .

. . . .

Voici l'exposé sommaire des phénomènes que nous avons

* Mémoires de médecine militaire ; tome XVII, 2e série, page 281.

pu observer dans ce qui nous paraît être l'acrodynie, soit isolés, soit différemment groupés, soit réunis, chez un grand nombre de malades : — irrégularité dans les fonctions digestives ; digestions laborieuses ; pesanteur épigastrique ; vomissements, quoique l'appétit ne soit point entièrement aboli ; diarrhée légère, représentée par deux ou trois selles liquides chaque jour, et persistant, durant un temps plus ou moins long, sans modification sensible ; gonflement œdémateux des pieds, se bornant au voisinage des orteils, envahissant le contour des malléoles, ou s'étendant à toute la jambe, d'un seul ou des deux côtés. Ce symptôme est un des plus constants. Moins souvent les mains et les bras sont œdématiés ; enfin, moins souvent encore, la face se bouffit, notamment au pourtour des yeux. Douleurs dans les membres inférieurs, d'autant plus vives qu'on s'approche davantage de l'extrémité des orteils, siége ordinaire d'une *douleur cuisante*, insupportable, qui fait jeter des cris au malade ; fourmillements, *crampes et contractions* dans les jambes et les pieds. Chez quelques sujets, nous avons vu les mains contractées dans la demi-flexion, avec une puissance telle qu'on ne pouvait les ouvrir qu'avec efforts. Éruptions variées à la surface de la peau, plutôt sur les membres que sur le tronc, furoncles, pétéchies, sudamina (indiquées suivant leur ordre de fréquence). Ces malades accusent tous un grand état de faiblesse et sont absolument sans fièvre. . . . . . »

Nous ne tenons nullement à cette expression d'*acrodynie*, et nous sommes tout prêt à abandonner une idée qui n'était que le résultat d'une impression du moment ; mais nous tenons aux faits décrits sous ce titre. Ce sont les résultats du froid aux extrémités inférieures et du travail longtemps continué dans l'eau des tranchées.

Nous ajouterons que ces rétractions de muscles de la jambe avec atrophie ne sont pas aussi communes qu'on pourrait le croire au premier abord : Si quelques cas, dix, quinze, peut-être, ont été observés à l'hôpital de Metz, ils résument les cas qui se sont présentés dans une assez grande circonscription territoriale : ces vénérables débris de notre armée sont envoyés de préférence dans les grands établissements où l'autorité militaire peut statuer sur leur sort. Pas un d'eux, peut-être, n'appartient à notre garnison, si riche en personnel de l'armée d'Orient. Cette opinion résulte des renseignements que nous avons pris auprès de nos collègues des régiments. Qu'est-ce que nous représenteraient donc quelques cas isolés dans la masse, si l'on tenait absolument à en faire des conséquences de scorbut ?

La marche du scorbut est essentiellement lente. Quand il doit se terminer par le retour à la santé, ce qui a lieu généralement, les symptômes les moins prononcés disparaissent les premiers, sans autre ordre que celui de leur intensité. Mais, en supposant plusieurs groupes de symptômes également prononcés, leur diminution suit une marche qu'il est toujours facile de prévoir. Ainsi, supposons une altération profonde des gencives, caractérisée par le boursoufflement de cette muqueuse, sa lividité, sa friabilité, sa tendance hémorrhagique, l'ulcération du bord libre, la fétidité de l'haleine ; supposons encore les membres douloureux, indurés, parsemés de plaques ecchymotiques, criblés de pétéchies, — la diminution des phénomènes se fera dans l'ordre suivant : Les gencives, après avoir saigné abondamment, s'affaissent sur elles-mêmes et laissent un intervalle appréciable entre elles et le collet dentaire, les ulcères affectent une tendance vers la cicatrisation et passent à l'état de plaie simple ; la couleur tourne de la teinte lie de vin à une coloration rose de moins en moins foncée ; la fétidité de l'haleine diminue progressivement. Cependant, l'état des membres reste stationnaire pendant que ces modifications s'opèrent dans la bouche; plus tard, seulement, les ecchymoses passent successivement par la série des teintes bleue, verte, jaune, qui caractérisent la résolution de tous les épanchements sanguins; puis les taches disparaissent. Si ces taches sont sous-épidermiques, elles sont plus persistantes; si ce sont de petits épanchements développés dans l'épaisseur des bulbes pileux, ainsi qu'on en observe fréquemment, leur résolution s'opère en même temps que celle des ecchymoses. L'engorgement et l'induration, qui tiennent à un épanchement plus profond et plus général, offrent toujours une bien plus grande résistance; si 50 à 60 jours suffisent, en général, pour la disparition des ecchymoses superficielles, trois mois et plus sont nécessaires pour amener à fin ces épanchements profonds que nous ne saurions mieux comparer qu'au sclérème des nouveau-nés. Cependant, les malades de cette dernière catégorie étaient constamment envoyés en France; nous les perdions de vue, et nous ne saurions rien formuler de précis sur la durée de leur état.

Nous dirons peu de choses de l'état général. Lorsque la maladie est exempte de complications, à part quelques cas fort rares, celui-ci reste intact, et si ce n'était l'impossibilité de se lever et de marcher par suite de la raideur et des douleurs dont les membres inférieurs sont le siége, les malades pourraient encore se livrer à la plupart de leurs occupations. L'appétit est bon; et un régime particulier est surtout indiqué par l'impossibilité de la mastication, ou tout au moins, par les douleurs qui l'accompagnent.

M. l'Inspecteur Scrive, de son côté, a reconnu que « Le scorbut a rarement éteint par lui-même, les sources de la vie. Les scorbutiques, sans complication, dit-il, ont guéri facilement par le repos, une alimentation variée et en partie végétale, et une aération convenable. Au contraire, les complications morbides qui sont venues fréquemment se joindre à la maladie qui nous occupe, ont rapidement entraîné la mort. Il n'était pas rare de voir une dysenterie ou diarrhée, une infection typhoïde ou typhique, se joindre au scorbut et en rendre la terminaison souvent fatale. »

Mais il est un genre de complication sur lequel il importe d'appeller l'attention :

Pendant toute la durée de la guerre nous avons reçu dans nos salles de nombreux cas d'*hydroémie*, constituant l'affection principale, mais pouvant aussi compliquer toutes les affections régnantes. C'était un œdème, limité aux membres inférieurs ou s'étendant à tous, comprenant même toute l'habitude extérieure du corps. Un sang séreux, circulant dans les poumons, s'amassait dans les parties déclives, congestionnait ces organes et déterminait une série d'accidents dont le siége était dans les voies respiratoires, mais dont l'origine était ailleurs. Cet état grave résistait avec une opiniâtreté désespérante à toute médication locale, et fréquemment, il faut le dire, une médication générale n'était pas plus heureuse. Les malades mouraient le plus souvent asphyxiés, soit par une congestion pulmonaire passive, soit par l'œdème de la glotte. Les parties irritées, exposées aux chocs, ou à un contact habituel, étaient fréquemment prises par la gangrène. Que devient-il d'un tel état compliquant le scorbut ? La mortification des gencives et d'une partie plus ou moins étendue de la bouche et de la face. C'est, en effet, ce que chacun de nous, en Orient, a fréquemment observé, et les médecins attentifs ont attribué cette terminaison funeste à l'hydroémie compliquant le scorbut, non au scorbut lui-même.

Les faits de cet ordre, quelque soit leur degré de fréquence, ne sauraient donc constituer une variété dans l'espèce scorbut ; ce n'est point le résultat de cette affection seule, mais de sa greffe sur une constitution appauvrie : ils ont été, nous le répétons, observés sans le scorbut.

Dira-t-on que cette hydroémie elle-même n'était qu'une forme de l'affection scorbutique ? Mais dans le scorbut, l'élément globuleux du sang reste intact, et si le sang circulant en est souvent dépourvu, c'est que les globules, séparés de la partie fluide du liquide, se sont déposés et ont déterminé ces hémorrhagies internes ou ces ecchymoses que chacun a signalées dans toutes les épidémies de scorbut. L'élément fibrineux seul fait défaut. Dans l'hydroémie, les globules ont surtout diminué dans une proportion notable; ils ne circulent point dans le sang et on ne les trouve amassés dans aucun organe, dans aucun tissu.

Ce sont donc deux états pathologiques bien distincts, quand ils ne sont point unis l'un à l'autre.

Quelques mots encore sur la réunion de ces deux états et sur la terminaison qu'ils entraînent à leur suite. Le sang défibriné par le scorbut se dissocie par l'absence de son élément conjonctif, et tandis que ses parties solides soustraites à la circulation, s'amassent dans les tissus parenchymateux, dans les muscles et dans le tissu cellulaire, ses parties fluides surabondantes et lancées seules dans le torrent circulatoire, n'apportent plus aux organes un liquide suffisamment nutritif; il s'échappe par transsudation à travers les vaisseaux et vient infiltrer la face, le scrotum, le dos, les mains, les pieds, et toutes les parties déclives, en général. Plus tard, seulement, il s'épanche dans le péritoine et les plèvres. En même temps, une diarrhée séreuse se déclare et cette diarrhée a le funeste privilége de résister à tous les agents qu'on lui oppose. Les gencives, boursoufflées outre mesure, ne présentent plus qu'un tissu putrilagineux qui dépasse souvent le bord libre des dents, et la simple pression du doigt les déchire; leur bord s'ulcère; les dents, privées de leur soutien naturel, se déchaussent et s'échappent de leurs alvéoles, les malades les détachent souvent eux-mêmes comme des corps étrangers inutiles et gênants. Bientôt l'irritation ulcéreuse s'étend à la muqueuse buccale qui, distendue elle-même par l'accumulation de sérosité, ne peut résister à ce travail destructif et se gangrène dans un point limité qui s'étend avec rapidité et peut envahir en peu de jours une grande partie de la face. Plus d'une fois nous avons vu cette grangrène avoir les joues pour point de départ et n'arriver aux gencives que par voie de continuité. — L'œdème peut s'étendre à la glotte, soit qu'il vienne des parties profondes, soit qu'il ait la bouche pour origine, soit enfin que l'infiltration ait été générale et simultanée. Les glandes parotides, sous maxillaires, sublinguales, s'engorgent, s'endurcissent souvent, et s'opposent à l'ouverture de la bouche et à tous mouvements des mâchoires.

Le scorbut compliqué d'hydroémie, peut donc entraîner la mort par quatre voies différentes : 1° par la diarrhée, qui épuise promptement le malade; 2° par la gangrène de la face, à laquelle il convient d'ajouter celle du sacrum, des grands trochanters, et généralement de tous les points sur lesquels repose le malade; 3° par l'asphyxie résultant de l'œdème de la glotte (Nous avons observé 15 fois ce genre de mort, dont 9 fois chez des hydroémiques, sans scorbut. Il a été plus fréquent dans les saisons froides que dans les saisons chaudes); 4° par l'asphyxie due à la congestion passive du poumon, ou à la distension du péritoine ou des plèvres.

Nous passerons sous silence les phénomènes qu'on observe chez les scorbutiques qui meurent dysentériques, typhiques, cholériques; — le scorbut, dans ces cas, n'est qu'un accessoire. Abordons l'étiologie :

Voici ce que nous écrivions sur ce sujet à la fin de 1854 * :

« Les circonstances météorologiques de la Crimée ont offert de grandes variations depuis l'ouverture de nos opérations de siége. Pendant les premiers temps, et jusque vers la fin d'octobre, la beauté du ciel et l'élévation de la température rappelaient le climat du midi de la France. Depuis cette époque, le temps devient généralement froid et humide, avec quelques alternatives de chaleur ; — froid, bien que le thermomètre ne descende jamais à zéro, mais parce qu'il ne s'élève moyennement pas au-dessus de 8 à 10° ; — humide, parce que les pluies sont presque incessantes, détrempent le sol et forment une boue épaisse et profonde, qui ne saurait se dessécher dans l'intervalle de deux averses ou de deux jours de pluie ; boue au milieu de laquelle nos soldats vivent, dorment et travaillent.

Bien plus, les terres, saturées d'humidité, ne se laissent plus que difficilement pénétrer, et les tranchées, au lieu d'être simplement humides et boueuses, se remplissent d'eau, au milieu de laquelle les soldats marchent jusqu'aux genoux.

Ces pluies règnent surtout sous l'influence des vents de sud-ouest, qui sont fréquemment remplacés par les vents, secs et froids, de nord-est.

C'est grâce à l'action de ces vents extrêmes que se montrent ces alternatives de chaleur et de froid relatif ; le ciel, souvent clair le matin, devient nuageux dans l'après-midi, et pluvieux pendant la nuit.

Nos soldats n'ont d'autre abri que la tente, fixée elle-même sur ce sol humide, dont ils ne sont pas même isolés par une couche de paille ; heureux encore quand un ouragan ne vient point enlever leur frêle habitation et les exposer à toute l'inclémence de l'air (ouragan du 14 novembre).

* *Mém. de Médecine milit.* : tome XVII, 2e série, p. 270.

Quelques tentes turques ont été données à chaque division; doubles, et la plupart le sont, elles s'opposent efficacement à la pluie; simples, elles la laissent tamiser, et n'offrent qu'un abri plus imparfait encore que la tente française.

L'habillement du soldat est, il est vrai, aussi confortable que les circonstances peuvent le permettre, et bien approprié au but qu'il doit atteindre.

Il se compose :

1° De la capote réglementaire;

2° D'un large caban de gros drap, garni d'un capuchon et d'un collet tombant. On comprend l'utilité du capuchon; le collet n'est pas moins utile, parce qu'il maintient une bonne température autour du dos et de la poitrine, et qu'il offre un plan incliné sur lequel peut s'écouler l'eau, qui ne s'infiltre que difficilement jusqu'aux épaules. Mais tous les hommes ne sont point encore pourvus d'un semblable par-dessus; d'ailleurs, il perd une grande partie partie de sa valeur lorsque la pluie l'a enfin pénétré, et que les hommes ainsi mouillés n'ont aucun moyen de se sécher ou de changer d'habillements. Ils les portent, parfois, trempés pendant quatre, cinq ou six jours.

Le chauffage est nul; le bois est éloigné d'une ou deux lieues, et c'est à peine si le soldat fatigué peut en chercher pour ses besoins culinaires. Les hommes mouillés ne peuvent donc se sécher qu'à la chaleur du soleil, lorsque le soleil paraît;

3° Enfin, il est donné aux travailleurs de tranchée un paletot en peau de mouton, dont le poil est dirigé vers l'intérieur; cet utile vêtement est à la fois mauvais conducteur du calorique du dedans et de l'humidité du dehors.

L'alimentation, malgré tous les efforts de l'administration, laisse encore beaucoup à désirer. Elle s'est composée exclusivement, jusqu'à la fin d'octobre, de lard et de biscuit; depuis cette époque, on a pu faire alterner ces distributions avec de la viande fraiche et du pain chaque deux ou trois jours. Les légumes manquent totalement; un seul jour, les soldats ont pu se procurer des choux en abondance, et l'on crut reconnaître, le lendemain, les mauvais résultats de cette alimentation. Pendant quelque temps, au contraire, on constata les bons effets du raisin, d'excellente qualité, dont les hommes pouvaient user à discrétion.

Depuis le 25 novembre environ, tous les hommes ont du vin (un quart de litre par jour); les distributions d'eau-de-vie sont faites chaque deux jours. Avant l'époque que nous venons d'indiquer, il n'y avait du vin que pour les travailleurs.

Une circonstance fâcheuse encore, c'est l'irrégularité des heures de repas, heures soumises aux exigences du service, à l'éloignement du bois, à la difficulté d'allumer du feu sous la pluie, etc. Le repas du matin n'est souvent pris qu'à une heure avancée du soir; celui du soir subit un retard analogue.

Au milieu de ces conditions si défavorables et si dépressives, qu'exige-t-on du soldat? Des fatigues et un travail supérieurs aux forces humaines. C'est la tranchée, de jour et de nuit; c'est la garde du camp; ce sont les corvées de toute nature: tout cela combiné de telle sorte que le soldat est parfois trois ou quatre jours sans entrer sous sa tente et sans pouvoir goûter ce repos qui lui serait si nécessaire. Des tentes destinées aux travailleurs étaient disposées à la tranchée; mais ces tentes furent supprimées, et chaque homme de service fut tenu d'apporter la sienne. Il en résulta de graves inconvénients pour la santé: sous la tente à demeure, le sol se desséchait plus ou moins complétement; mais, dans l'espace de temps qui sépare l'enlèvement d'une tente du replacement d'une autre, la pluie détrempe la terre, et les hommes ne peuvent encore s'y abriter qu'au milieu de l'humidité. »

Voici ce que nous écrivions en août 1855 :

« Le scorbut, qui avait sévi pendant l'hiver, qui avait fléchi au printemps, a reparu avec une nouvelle intensité pendant le mois de juin ; et dans le mois de juillet, il est devenu l'affection dominante dans nos salles.

Peut-on attribuer ce scorbut à la viciation de l'air, résultant de l'encombrement ? Non, évidemment, puisqu'il sévit, en ce moment, sur des hommes vivant sous la tente, bivouaqués sur des plateaux, exposés, par conséquent, à une aération de plus larges. A l'alimentation ? Peut-être ; mais ce point d'étiologie est encore contestable. Les troupes ont pour boisson une bonne eau, du café, du vin. Pour aliments solides des viandes fraiches, alternant avec des viandes salées ; quelquefois des légumes frais, souvent des légumes secs. Je n'oserais donc rejeter absolument l'influence étiologique de l'alimentation ; mais j'oserais moins encore voir là toute la cause du scorbut. Donnez une semblable nourriture aux ouvriers, dont le travail est réglé et fixé dans de justes limites, et ils ne deviendront point scorbutiques. »

M. Scrive, médecin en chef de l'armée de Crimée, n'hésite pas, cependant, à voir dans l'alimentation la cause unique du scorbut.

Nous venons de parler des travaux ; c'est là, si nous avons bien saisi l'ensemble des conditions d'existence en Crimée, que nous allons trouver la cause essentielle de notre scorbut. Cette affection résulte des travaux excessifs auxquels s'est livrée notre armée, et des conditions d'alimentation, de température, d'humidité, d'insomnie, dans lesquelles s'exercent ces travaux. Nos soldats sont *surmenés*, qu'on nous permette d'appliquer cette expression à l'homme ; la nutrition ne répare pas suffisamment les pertes ; la fibrine s'épuise dans des travaux où l'élément fibrineux est constamment en action ; et bientôt cet élément disparaît du sang, ou plutôt ne s'y trouve plus qu'en des proportions insuffisantes. De cette théorie, basée sur les faits, découle naturellement l'explication de tous les symptômes constitutifs de cette maladie.

Mais nous ne voyons rien dans ces causes, qui n'ait été reconnu et indiqué longtemps avant nous. Les auteurs, qui ont vu cette maladie et décrit ce qu'ils avaient vu, s'accordent tous à dire que le scorbut peut naître sous l'influence du froid humide ; qu'il peut dépendre d'une alimentation insuffisante ou de mauvaise qualité ; de travaux excessifs accomplis dans de fâcheuses conditions, et qui finissent, à la longue, par altérer la nutrition. Mais la réunion de toutes ces causes n'est point nécessaire, une seule peut suffire.

Joignons à tout cela les émotions morales, l'ennui, la nostalgie, qui n'ont pas fait faute en Crimée, et que tous les historiens du scorbut rangent encore parmi les causes occasionnelles, et nous retrouvons un parallélisme complet entre l'étiologie classique et celle du scorbut criméen.

Nous ajouterons, cependant, que la part faite au froid humide nous semble, en général, trop large, puisqu'on a vu le scorbut frapper les marins jusque sous la ligne, et qu'en Crimée cette affection a sévi avec une égale violence pendant les deux saisons extrêmes de l'année : hiver froid et humide d'une part, été chaud et sec d'une autre. Il ne faut point, toutefois, oublier que le fléau a surtout frappé, pendant l'été, des sujets dont la constitution avait été fortement ébranlée par les froids humides de l'hiver. Les régiments les plus anciennement arrivés en Crimée ont toujours donné une proportion de scorbutiques bien plus forte que les nouveaux régiments.

Nous trouvons M. Scrive d'accord avec nous sur ce point d'étiologie.

Qu'avons-nous appris, dans ces deux années, si riches en observations, sur la nature propre du scorbut? Nous le disons à regret, presque avec honte: rien! Les travaux qui se sont succédés depuis Lind jusqu'à M. Andral, et l'un de nos collègues de la médecine militaire, M. Rodes, sont encore les seuls à consulter, et ces derniers marquent encore aujourd'hui les limites de la science. Nous savons, comme on le savait avant la guerre, que le scorbut résulte d'une altération du sang, et que cette altération consiste, probablememt, en une diminution de la fibrine, tandis que les globules ont conservé leurs proportions normales. Il n'est pas de praticien qui n'en connaisse autant, sur ce point, que les médecins qui ont fait la campagne d'Orient. Ouvrez l'article *scorbut* du compendiun de médecine pratique : le résumé, qui remonte à 11 ans, des expériences faites à ce sujet et des conséquences qui en découlent, vous en apprendra plus que nous n'avons appris par l'observation de plusieurs milliers de malades.

Quelles sont les lésions rencontrées à l'autopsie? L'ensemble des ouvertures cadavériques faites à l'armée d'Orient, démontre un fait dominant : c'est une altération du sang chez *tous* les malades qui ont succombé à une maladie chronique quelconque, altération qui semble indiquer chez tous une affection identique au fond, et qui n'a pu différer que dans sa forme. Le cœur et les gros vaisseaux contiennent toujours du sang, mais jamais de caillots fibrineux ; ce sang est noirâtre, diffluent, s'échappe par les parties déclives ; on voit que l'élément coagulant fait défaut. Dans certain cas, ce liquide, plus diffluent encore, semble noyé dans la sérosité. Celle-ci se rencontre partout, au sein des organes parenchymateux, dans les cavités closes, dans le tissu cellulaire interstitiel. L'infiltration séreuse est toujours plus abondante aux parties déclives, et partout où le tissu cellulaire est lâche et extensible ; aux paupières, au scrotum, autour des malléoles ; mais ce n'est point un effet purement cadavérique, elle a préexisté à la mort ; c'est le résultat d'une hypostase qui s'est lentement opérée pendant la vie même.

Le tissu cellulaire est dépouillé de graisse, et chez quelques sujets l'émaciation est arrivée à un point extrême ; on voit que la mort n'est survenue que par l'extinction du dernier aliment de la vie.

Le tissu musculaire est réduit à ses éléments anatomiques purs, les fibres et leurs gaines de tissu conjonctif. Dans cet état, le muscle se prête admirablement aux études histologiques, la division des fibres en fibrilles se fait avec une extrême facilité, ainsi que nous l'avons reconnu maintes fois, avec une forte loupe, à défaut de microscope. (On sait que l'épaisseur moyenne des fibrilles, chez l'homme, est de $0^{mm},11$.)

Si, des muscles, nous portons notre examen aux organes parenchymateux, nous trouvons des phénomènes analogues ; partout la graisse est remplacée par la sérosité, et les éléments anatomiques ont éprouvé un commencement de dissociation. La rate n'a point augmenté de volume, mais le sang qu'elle renferme a pris des caractères analogues à ceux du sang qu'on voit dans le cœur et les gros vaisseaux.

Jusqu'ici rien n'autoriserait à imposer un nom à la maladie qui a causé la mort, mais des caractères particuliers permettent presque toujours de spécialiser. Ainsi, chez les scorbutiques, indépendamment des lésions générales, on trouve, disséminées dans le tissu musculaire et les organes parenchymateux, des masses sanguines défibrinées, noires, qui ne doivent leur apparence caillebotée qu'aux tissus solides qui les emprisonnent. Parfois on les voit occuper les muscles profonds où elles échappaient à la vue, mais où les douleurs et l'impossibilité des mouvements permettaient de soupçonner leur existence. D'autres fois, fixées dans les muscles superficiels, elles se traduisent à l'extérieur par une coloration noire, bleue, verte, jaune, plus ou moins intense, selon l'importance de l'épanchement. Le plus souvent, ces amas sanguins sont parfaitement limités, et on les voit nettement distincts de la sérosité qui les entoure et qui semble en avoir été exprimée; le tissu musculaire lui-même remplit, à l'égard de ces caillots, le même office que la fibrine dans l'état normal; la partie séreuse en est exprimée, la matière globuleuse et colorante reste seule emprisonnée dans ses mailles celluleuses.

Nous avons trouvé, dans trois circonstances, des caillots sanguins dans le tissu du cœur.

L'engorgement des membres dans le scorbut est donc le résultat ou d'une stase sanguine, ou d'une infiltration séreuse, ou, plus souvent, de l'une et de l'autre à la fois.

Cette infiltration, on le conçoit, produit des effets bien différents, suivant les organes dans lesquels elle domine; ainsi, dans les membres, elle détermine l'anasarque; dans le péritoine et le tissu cellulaire sous-muqueux intestinal, elle donne lieu à un développement de l'abdomen qui comprime les organes respiratoires et fait lentement périr les malades par asphyxie. Cette asphyxie résulte plus directement de l'épanchement séreux dans les plèvres; mais cet épanchement est rare, et on ne l'observe guère que lorsque l'hydroémie s'est généralisée. Nous avons peine à nous rendre compte de cette sorte d'immunité. Le péricarde est plus souvent envahi, et détermine une mort lente, au milieu des plus affreux symptômes de suffocation.

Dans le scorbut grave, on observe fréquemment l'œdème

de la glotte, facilement appréciable pendant la vie à la nature des symptômes ; il s'accompagne presque toujours d'une œdème de la face. — L'œdème de la glotte n'est jamais primitif; il ne survient que comme terme de la maladie dans l'hydroémie générale. Il a son siége dans le tissu cellulaire sous-muqueux, et a pour résultat la suffocation par l'occlusion de la glotte.

On a pu remarquer que les phénomènes cadavériques que nous venons de décrire appartiennent à trois catégories différentes. Les premiers ne caractérisent aucune maladie ; nous les avons rencontrés chez tous les sujets qui succombaient à une affection chronique : diarrhée, typhus ou scorbut ; ils sont liés à ces deux caractères dominànts de la pathologie de Crimée, à savoir que presque toutes les maladies affectaient la forme chronique et offraient un cachet d'adynamie profonde. — Les seconds résultant de l'hydroémie, se sont maintes fois présentés sans le scorbut, et constituaient alors la somme des altérations cadavériques ; les troisièmes seuls étaient propres au scorbut, et si nous les avons rarement rencontrés à l'état d'isolement, c'est, ainsi que nous l'avons déjà dit, parceque le scorbut sans complication n'a presque jamais été mortel.

Lind et d'autres observateurs ont signalé, dans la plupart des épidémies, des augmentations dans le volume du foie et du cœur, tandis que M. Tholosan, qui a pesé ces organes, les a trouvés, au contraire dans le scorbut de Crimée, diminués de poids et de volume.

Nous ne ferons aucune objection aux faits observés par M. Tholosan. Ce que nous savons parfaitement, c'est que les complications les plus habituelles de cette affection n'étaient nullement de nature à augmenter le volume d'aucun organe ; capables bien au contraire, de les diminuer, de les atrophier, comme il doit arriver dans toute maladie qui consume lentement le malade, et ne le fait mourir que par l'extinction de la dernière puissance vitale.

Notre attention, s'est portée aussi sur la rate, organe dans lequel on rencontre si souvent des altérations de poids et de volume, et qui nous a paru différer peu de ses dimensions normales.

Nous passons à dessein les altérations trouvées dans la bouche et dans toute l'étendue du tube digestif; les premières sont connues, les dernières n'ont rien présenté de constant.

Terminons par un rapide examen de la thérapeutique du scorbut telle que, sauf quelques variantes, nous l'avons tous pratiquée à l'armée d'Orient.

La thérapeutique appliquée puise sa raison d'être à des sources différentes. Tantôt c'est l'empirisme qui guide nos efforts; telle médication, née du hazard, nous donne nos plus beaux succès : citons, par exemple, le mercure et le quinquina. L'analogie et l'induction viennent en aide à l'empirisme; on combat par le même agent des maladies d'apparence analogue, et, dans une maladie donnée, on recourt à diverses médications qui paraissent exercer une action identique. Dans les affections à nature inconnue on est souvent réduit à négliger l'ensemble de la maladie pour s'attacher aux phénomènes dominants et les combattre isolément. Cette médecine de symptômes, dangereuse lorsqu'on y sacrifie trop largement, est cependant appelée à rendre d'importants services, et l'on arrive souvent, en attaquant quelques symptômes en particulier, à détruire celui qui les tient tous sous sa dépendance. Enfin, il existe une thérapeutique rationnelle, fondée sur la connaissance de la nature du mal, qui néglige les symptômes pour s'adresser à leur racine même et les détruire tous par l'abolition du principe dont ils émanent. C'est ici la vraie médecine, celle qui distingue le praticien habile, et l'élève au-dessus de l'empirique.

Ces courtes considérations préliminaires nous ont semblé nécessaires pour établir les principes sur lesquels toute pratique médicale doit chercher à s'appuyer, empruntant, suivant les circonstances, à l'une ou à l'autre de ces méthodes, faisant tantôt de l'empirisme, tantôt de la symptomatique, mais recourant à une thérapeutique rationnelle lorsqu'on peut réunir d'assez nombreux éléments de diagnostic.

Au point où en est la science sur la nature intime du scorbut il semblerait que la thérapeutique eût pu s'affranchir de l'empirisme, que la médecine des symptômes eût pu se réduire à sa juste valeur, et qu'on pouvait, du moins, entrer dans des voies rationnelles de traitement. — On l'a tenté, et cependant on n'a point obtenu, par ces voies, tout le succès qu'on était en droit d'espérer. C'est encore à l'empirisme et à la symptomalogie que nous avons surtout dû recourir.

Dans notre scorbut, les fonctions digestives ont ordinairement conservé toute leur énergie; il convenait donc de recourir à une alimentation substantielle: un régime mi-partie animal et végétal semble à tous les praticiens le plus convenable; c'est celui que nous avons adopté chaque fois qu'il nous a été possible de le faire. Mais les gengivites, symptôme fondamental de la maladie, qui acquièrent souvent une si grande intensité, s'opposent fréquemment à la mastication de la viande. Les hôpitaux militaires, avec leurs ressources alimentaires restreintes, offrent donc un obstacle très-grand à la guérison du scorbut, car certaines préparations culinaires impossibles ici, pourraient avantageusement remplacer les viandes bouillies ou rôties. Le cresson de fontaine et autres végétaux anti-scorbutiques ont complètement manqué dans les hôpitaux de Constantinople, malgré la faculté accordée aux médecins de les prescrire.

L'emploi des vins généreux et autres toniques est également indiqué, et nous y avons toujours eu largement recours.

La limonade citrique est la tisane que nous avons habituellement prescrite ; nous l'avons remplacée par la limonade tartrique lorsque des raisons économiques forçaient à suspendre l'usage du citron ; dans quelques circonstances nous avons fait usage de tisane de centaurée.

Nous avons combattu la gengivite par des gargarismes avec l'acide chlorhydrique, des frictions avec la poudre d'alun, la cautérisation avec l'azotate d'argent et, dans quelques cas graves, avec l'acide nitrique concentré Malgré l'emploi énergique de ces derniers moyens, les gengivites scorbutiques ont quelquefois opposé une grande résistance à nos efforts.

Les douleurs musculaires, les ecchymoses, les engorgements des membres sont combattus par des frictions avec le liniment camphré opiacé du formulaire, ou même avec des frictions sèches et le massage. — Ces frictions, médicamenteuses ou sèches, n'ont une action bien marquée qu'à la condition d'être faites avec énergie et persévérance.

En résumé, nous avons traité, en Orient comme ailleurs, le scorbut par une alimention végéto-animale, des vins généreux ou le vin de quinquina, des gargarismes acidulés, la cautérisation des gencives, des frictions sèches ou médicamenteuses.

Mais nous accordons, dans cette maladie, une grande part au traitement hygiénique. L'atmosphère des salles est si facilement infectée par l'air qui a traversé les bouches scorbutiques que nous avons toujours prescrit l'aération la plus large ; chaque fois que le temps le permettait, nous avons ordonné aux malades de quitter leurs salles et de se coucher à l'air libre, de prendre, tant qu'ils le pourraient, *des bains de soleil*, en ne préservant que la tête de son action directe. — Les malades ont une tendance au repos qui ne tient pas seulement aux douleurs qui accompagnent tout mouvement, mais encore à leur état d'inertie morale ; nous avons toujours cherché à combattre cette disposition générale en les contraignant à prendre chaque jour un peu d'exercice. Enfin, nous avons reconnu, comme tous les praticiens qui nous ont précédé, l'importance du changement de lieu, et nous avons, autant que possible, fait partir pour France les malades en état de supporter le voyage.

Les hydroémies générales, qui accompagnent ou suivent si fréquemment le scorbut, réclament une médication tonique énergique et l'emploi modéré des purgatifs, surtout des drastiques. Nous n'avons recouru qu'avec une extrême réserve aux diurétiques alcalins, dont un des effets est d'augmenter encore la fluidité du sang.

Nous constatons donc à regret que la thérapeutique du scorbut n'a fait, dans cette campagne meurtrière, aucune acquisition nouvelle. L'hygiène nous a montré, sous ce rapport, une bien grande supériorité sur la médecine. — C'est l'abandon forcé des lois de l'hygiène qui a fait naître cette épidémie cruelle ; c'est, grâce au retour de ces mêmes lois, qu'on l'a vue progressivement diminuer et s'éteindre.

FIÈVRES INTERMITTENTES.

Nous avons, dans ces fragments, exquissé les caractères principaux des quatre grandes manifestations morbides qui ont imprimé leur cachet à la pathologie médicale de l'armée d'Orient.

7

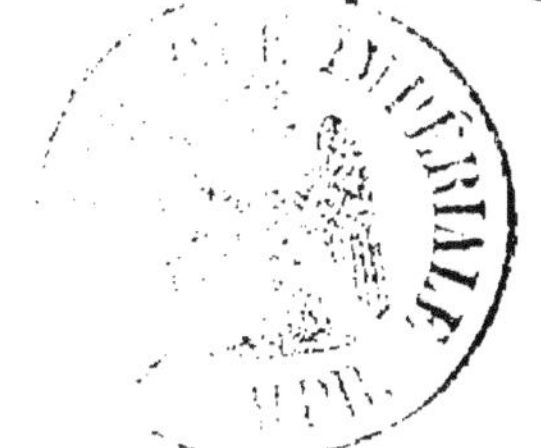

www.ingramcontent.com/pod-product-compliance
Lightning Source LLC
LaVergne TN
LVHW020033170826
845678LV00001B/230
* 9 7 8 2 3 2 9 7 3 1 7 0 4 *